DIX-SEPT HEURES DOUZE,
PLACE D'ITALIE

Éditions Jets d'Encre
81 avenue du Bac
94210 Saint-Maur-des-Fossés
www.jetsdencre.fr

ISBN : 978-2-35523-687-7

Anaïs Nighoghossian

Dix-sept heures douze, place d'Italie

JETS D'ENCRE ÉDITIONS

À mes parents,
À mes frères,
À Noémie.

« Au milieu de l'hiver, j'apprenais enfin qu'il y avait en moi un été invincible. »

Albert Camus,
« Retour à Tipasa », L'Été, *1954*

PREMIÈRE PARTIE

« Encore, encore une soirée où la jeunesse France
Encore, elle va bien s'amuser puisqu'ici rien n'a de sens
Alors on va danser, faire semblant d'être heureux
Pour aller gentiment se coucher, mais demain rien n'ira mieux. »

Damien Sæz,
« Jeune et con », Jours étranges, *2000*

La première page

— Tu vas nous tuer, ton père et moi. Prends ton train, dégage, et ne reviens plus !

Comment, par un dimanche matin paisible et ensoleillé du mois de mars, alors que le printemps venait doucement nous narguer et que nous étions confortablement nichés au sixième étage d'un appartement bourgeois, ma mère avait-elle pu prononcer ces paroles assassines ?

En vérité, ce matin-là, c'était à moi qu'elle s'adressait : sa fille de 31 ans, hirsute, désemparée, noyant ses larmes dans la mousse de son café, à l'heure du petit-déjeuner. D'ailleurs, depuis que papa avait décidé d'investir dans un percolateur dernier cri, ronflant et lustré, même le café avait perdu de sa rondeur, de son onctuosité. Ce matin-là - amère capsule à retardement qui s'en irait bientôt gicler sur toute la surface de la toile cirée –, il était particulièrement corsé.

Tiré du lit par ces cris matinaux, Vladimir, mon frère aîné, colosse en moule-burnes, avait tenté de désarmer sa sœur hystérique, que rien ni personne ne pouvait neutraliser. Rien ? Sauf la fatigue et l'épuisement consécutifs aux crises qui s'étaient multipliées ces dernières semaines. À la rage succédait le renoncement, au renoncement la honte. C'est précisément ce que je ressentais ce matin-là. Après les larmes, la douche froide, après avoir senti le souffle chaud et rassurant de ma mère dans mon cou, j'ai repensé à ce que m'avait dit le docteur V. quelques semaines auparavant : « Vous avez beaucoup de violence en vous, cela n'est pas forcément négatif, mais il faut en avoir conscience. » Mais d'où venait cette violence qui menaçait à tout moment de se retourner contre moi ou, pire, contre ceux qui m'étaient le plus chers ? Et pourquoi s'exprimait-elle maintenant ?

Ce dimanche de mars en reprenant mon TGV pour Paris, j'ai ouvert mon ordinateur portable et rédigé ces quelques lignes... parce qu'il fallait bien commencer par quelque chose. Cette violence, cette rage qui m'habitait j'allais la convertir. Et qui sait ? Au terme de ce qui s'annonçait comme une longue aventure solitaire, j'aurais trouvé mes réponses.

Cent fois j'avais voulu écrire le drame qui se jouait dans ma tête, mais je n'avais pas osé, je n'avais pas trouvé le courage nécessaire pour me confronter à la page blanche, aux carnets vides, aux feuillets froissés. Névrose de l'impuissance. Moi qui avais toujours valorisé l'action, le mouvement, érigé la prise de risque en principe moral, j'étais prise au piège de mes propres injonctions.

Mais cette fois c'était différent. Si l'écriture s'imposait comme une quête nécessaire, elle serait plus qu'une croisière *all inclusive* autour de mon nombril, avec Kleenex et Lexomil en supplément. Je devais parler pour toutes celles dont j'avais croisé la route, recueilli le témoignage, constaté la détresse. Celles que j'avais accompagnées dans la confidence ou contemplées de loin, sans oser les aborder.

En écrivant la première page, je repense...

À Linda, brindille de la mode néerlandaise, à son combat pour devenir mère à 35 ans et accepter son corps de femme.

À la sexagénaire à la voix éraillée qui arpente le vestiaire de la salle de sport et ses couloirs humides. Elle rôde, hagarde.

À cette femme enceinte dont j'ignore le nom, mais dont je peux deviner l'âge, agrippée à son vélo elliptique malgré ses sept mois de grossesse.

À elle aussi : on se croise à l'aube les jours de semaine dès l'ouverture du club. Hier, elle m'a tenu la porte. Je l'ai regardée passer, interdite. Quelques minutes plus tard, je l'ai retrouvée au premier étage du complexe huppé de La Motte-Picquet : l'étage de la mort. Au rez-de-chaussée sont installées les machines de cardio, d'étirement et de renforcement musculaire. Le premier étage est réservé aux poids lourds : aux ayatollahs de la musculation, aux adeptes des déjeuners en poudre à moins de 600 calories, aux corps huileux, aux agités du *meal prep*, du batch cooking, du jeûne intermittent et de la diète 80/20. Ce jour-là je suis montée jusqu'au premier étage m'étirer à l'issue d'une séance de renforcement *full body*, quand je l'ai aperçue dans la salle recouverte de tapis de sol. Son petit corps luttait sous les poids qu'elle avait disposés sur son bas-ventre. Sa posture étrange suscitait à la fois perplexité et épouvante. On aurait dit une sauterelle, redoutable prédatrice. Pourtant, c'était bien elle qui était en train de se faire bouffer par cette saloperie qui lui était tombée dessus sans prévenir, lentement, subrepticement, et qui avait fini par l'envahir.

En écrivant la première page, je repense...

À Jeanne, mon amie d'Afrique exilée au large de Zanzibar. Jeanne est belle et brillante. Parisienne bourgeoise, catho décomplexée, elle veut vivre. C'est à la faveur d'un échange WhatsApp qu'elle me confiera ses troubles des années après notre rencontre, alors qu'elle ignorait les miens. Une confidence en appelle une autre et c'est l'effet domino.

À Sophie, aussi, la Grande Sophie. Aristo en pantalon de cuir, silhouette impeccable à l'allure chic et éthérée, elle vous toise avec cynisme du haut de son mètre quatre-vingts quand elle vous croise dans l'open space. Je l'aime bien, la Grande Sophie. Je la trouve rassurante malgré sa fragilité, parce qu'elle ne cache rien. Elle assume : elle aime la maigreur et elle le dit. La bouffe, c'est le cadet de ses soucis. Avant elle viennent ses gosses, le bon Dieu, sa baraque dans le Berry, les ventes privées Gucci... Mais derrière les fous rires, les gloussements, les provocations, Sophie a ce regard de chien battu qui implore. Au self, le contenu de mon assiette ne lui échappe jamais. D'un regard elle jauge la portion de quinoa, le dos de cabillaud, la poêlée de brocolis. Je sais qu'elle sait. On se défie. On bluffe. Hypocrites mais complaisantes...

Mars 2020, j'ai 31 ans. Voilà sept mois que j'ai entrepris une thérapie pour traiter en profondeur les troubles du comportement alimentaire (TCA) qui m'envahissent depuis l'âge de 14 ans. Après une hospitalisation longue durée dans une clinique lyonnaise à l'adolescence, j'ai erré. J'ai voulu oublier, faire comme si. J'ai nié, lutté, refusé le jugement, l'étiquette, écarté le diagnostic. Aujourd'hui, je suis suivie à l'hôpital Sainte-Anne à Paris, en ambulatoire. L'équipe soignante est rattachée à la Clinique des maladies mentales et de l'encéphale (CMME), créée en 1877 à Sainte-Anne. Elle est réputée pour son expertise dans le traitement des troubles des conduites alimentaires du sujet de plus de 16 ans, en dehors de l'obésité. Les TCA recouvrent l'anorexie, la boulimie et l'hyperphagie. Je suis victime d'anorexie. Enfin, « victime », je ne sais pas. Selon les experts autoproclamés, on choisit sa maladie. J'aurais donc choisi l'arme avec laquelle j'allais me faire du mal. Un suicidaire choisit-il son suicide, le jour où, faute de mieux, il décide de s'ouvrir les veines avec la seule lame de rasoir qui traîne dans sa salle de bains ? Et celui qui avale le tube de Lexomil dans l'espoir de s'endormir pour de bon ? Non. Je ne crois pas que l'on choisisse son suicide, ni même son arme. Psychotropes, alcool, vomissements ne sont rien d'autre que des pis-aller, des anesthésiants. Si j'avais eu de la colle à sniffer, ou même un joint pour planer, j'aurais sans doute fait pareil. Et ce n'est pas anodin si la CMME héberge en son sein un service de sevrage. Car l'anorexie n'est pas un simple anesthésiant. Elle est une addiction réelle, rampante et tenace.

En France, on estime que 3 % des lycéennes parisiennes seraient touchées par l'anorexie. Pour beaucoup, c'est une maladie de bourges, un caprice d'enfants gâtées qui ne voient pas plus loin que le bout de leurs Repetto vernies. J'appartiens à cette catégorie de filles. Mon père a anticipé tous mes désirs et comblé chacun de mes besoins. J'ai été aimée, choyée, adorée, et pourtant j'ai cherché à me nuire, à me saborder. Au cours de mes différents séjours à l'hôpital, je me suis sentie en marge, déboussolée. Hors de ma prison dorée, je ne connaissais rien du monde, de la saleté de l'existence, de la misère crasse, des bas-fonds. L'anorexie n'est pas une maladie de fille à papa. Et si elle s'immisce à plus forte raison dans les milieux de la mode et de l'image, elle s'invite partout : chez les filles d'ouvriers, les immigrées, les jeunes comme les vieilles, les riches ou les fauchées, les gamines précoces, les enfants sages comme les enfants terribles.

Les pages qui suivent racontent mon histoire, mais aussi celle de milliers de jeunes femmes. Cet itinéraire cabossé n'est rien d'autre qu'un cri du cœur pour oser appeler à l'aide lorsqu'on n'a plus rien à perdre, si ce n'est cette part d'humanité qui gémit dans son sommeil.

Premier rendez-vous

Septembre 2004, j'ai 14 ans et j'entre en classe de seconde. J'ai pris l'option russe, puis l'option latin pour intégrer un lycée hors secteur, réputé pour l'excellence de ses classes préparatoires et son ratio de candidats admissibles chaque année au concours de l'École normale supérieure (ENS). J'ai atteint ma taille définitive : un mètre soixante-douze. Ma cambrure s'est dessinée, mon fessier s'est arrondi, mes seins aussi. Dans mon Levi's à coutures tournantes taille 36, je suis à l'étroit.

À cette époque, j'en pince pour Raph. Il a redoublé sa seconde deux fois, porte une barbe négligée et des jeans Diesel hors de prix. Raph fume des Marlboro Light aux interclasses. J'aime son côté nonchalant, le souverain mépris qu'il affiche envers l'autorité du lycée, ou du moins ceux qui l'incarnent, et son goût revendiqué pour Nietzsche. Un snobisme...

De retour de vacances, je m'inquiète des sentiments de Raph. J'ai investi dans une paire d'Adidas Box Hog noire et blanche, assortie d'une veste zippée tribande, lisse mes cheveux chaque matin et applique sur mon front de généreuses noisettes de fond de teint. Mon ami Amine, un proche de Raph, me rapporte une de leurs conversations.

Raph aurait remarqué chez moi une légère prise de poids. De retour à la maison, je supplie maman d'investir dans un pèse-personne électronique.

Septembre 2004, j'effectue sans le savoir une entrée dangereusement banale dans la « carrière anorexique », dont Raph sera, malgré lui, l'initiateur.

Trois jours plus tard, un plateau de verre avec grand écran LCD fait son apparition dans la salle de bains. Chaque matin, après m'être vidé la vessie, je retire mon pyjama et me hisse de quelques centimètres sur la balance : 57 kilos. C'est beaucoup trop ! D'ici quelques semaines, j'aurai retrouvé une silhouette fine, désirable et ferme. Sur les photos de vacances, je contemple avec dégoût la courbe de mes hanches et le galbe de mes fesses enveloppées dans le boxer noir en lycra Princesse Tam-Tam. J'ai beau détester ça, je me mets au sport. C'est le début de ce que la sociologue Muriel Darmon qualifie de « prise en main », moment de la carrière anorexique consistant dans la mise en place « d'autocontraintes » nécessaires à la construction d'un nouveau moi, à la fabrique de l'identité anorexique.

Deux fois par semaine après les cours, je retrouve Amine pour transpirer dans les allées du parc de la Tête d'Or. Il m'entraîne. À cette époque, papa court trente kilomètres par semaine et a l'allure des marathoniens. À 49 ans, il est sec, ses mollets sont fuselés et sa foulée nerveuse. Hormis les patchs à la nicotine et les paquets de Marlboro Red à demi entamés, son hygiène de vie est irréprochable. Il boit peu, se lève tôt, carbure au café en grains pur arabica et observe une diète ascétique : sans beurre, sans crème, sans fromage. Au début des années 2000, il est un précurseur des régimes « sans ». Partout où l'on va, papa emporte avec lui un tiers de la bibliothèque familiale, et les deux paires d'Asics achetées chez Spode, temple du running et du trail à Lyon et dans sa région. Il se lève aux aurores pour sillonner le bord de mer, rentre dégoulinant de sueur nous narguer sur la terrasse à l'heure du petit-déjeuner.

— Eh oui, mes petits, vous verrez à mon âge. Allez, bougez-vous.

— Oui d'accord, promis, la prochaine fois.

J'envie sa discipline, son énergie indéfectible, sa volonté. À cette époque, je ne suis qu'indolence et mélancolie. J'étais loin de me douter qu'un an plus tard, papa et moi serions au coude à coude sur la longue départementale sillonnant les plaines genevoises, bravant avec défi la canicule du mois d'août.

Si ma pratique du sport s'intensifie, je contracte simultanément de nouvelles habitudes alimentaires. À table, j'exclus certains aliments. *Exit* les desserts, le pain et le fromage. À la Grande Pharmacie, j'achète des comprimés « coupe-faim » que je suce en cas d'hypoglycémie. Plus tard suivront les laxatifs que j'avalerai par poignées pour compenser chaque excès. À la cantine, je me contente d'un plat unique - ratatouille et fromage blanc -, me réjouissant jour après jour de voir fondre ma graisse abdominale et se creuser l'écart entre mes cuisses.

Au début, on me fiche la paix. Personne ne s'étonne de ma nouvelle hygiène alimentaire. On m'encouragerait presque. J'ai suffisamment abusé des verres de Yop à la vanille et des Pitch fourrés au Nutella à l'heure du goûter. Et puis les régimes, tout le monde en fait. Il n'y a qu'à s'attarder deux minutes sur les couvertures de *Jeune et jolie* ou *Biba*. Jusqu'ici tout va bien, je suis dans la norme, la pratique du régime étant admise et même encouragée socialement. À moi les litres de tisane au fenouil et les barres de céréales Spécial K. Maman en achète des wagons, avec des variantes aux fruits rouges ou au chocolat noir. Comme je le découvrirai par la suite à la lecture de Muriel Darmon, la mère fait souvent office d'accompagnatrice, encourageant consciemment ou non sa fille dans la carrière anorexique.

Mais il y a une entorse au scénario : mon régime s'accompagne de troubles obsessionnels compulsifs sévères et d'une tendance à la dysmorphie. La dysmorphie corporelle renvoie au caractère obsédant d'un défaut physique, réel ou imaginaire. Il s'agit d'un trouble psychiatrique grave associé à n'importe quelle partie du corps, et susceptible de provoquer dégoût, perte d'estime et comportements déviants. Mes obsessions varient selon les époques. À 16 ans, je suis obsédée par la forme de mes cuisses, je les trouve trop grasses, flasques. J'envie ces filles en bikini exhibant leur *thigh gap*, cet écart entre les cuisses symbole de l'ultra-maigreur. Entre 14 et 18 ans viennent les premières expériences amoureuses, les premiers flirts ; le corps change, la poitrine se dresse et les hanches se courbent. Mes obsessions se déplacent vers mon buste. Je contemple avec regret la taille de mes seins, que je m'empresse de mettre en perspective avec celle de mes fesses. Si je rentre sans effort dans mes t-shirts en coton XXS, je redoute de demander un jean en taille 38 aux vendeuses des Galeries. Mes fesses sont bombées et joliment galbées. Mais « gare à la culotte de cheval », a dit maman, loin d'imaginer dix ans plus tard le retour en grâce des courbes généreuses et des culs en silicone sur les réseaux sociaux.

Au fil des années mon corps va s'assécher et je finirai par assumer ma silhouette androgyne, mon petit bonnet, mes cuisses musclées, mes abdos dessinés et mes avant-bras rachitiques. Mes complexes se porteront ensuite sur mon visage : sur mon nez, trop fort, un rien cabossé, comme celui de papa ; mon menton, trop saillant ; ou bien ma bouche, bien trop grande lorsque je souris. J'ai d'ailleurs très vite réglé la question en optant pour une moue désinvolte la plupart du temps.

Je me reluque dans les glaces des ascenseurs, les vitrines des magasins, les miroirs du salon. Je scrute mon profil et la forme de mon nez dans le reflet des couteaux de cuisine. Maman le remarque quand papa fait mine de ne rien voir. Au fil des mois se tisse le nœud d'un conflit familial indissoluble. Papa, maman et moi devenons les sujets d'un triptyque infernal, sorte de ménage à trois où chacun manipule l'autre par peur d'être manipulé. Maman déplore mon insolence, mon égoïsme et mon immaturité. Papa protège mon innocence et ma singularité. Maman m'effraie par sa raideur, sa violence et son intransigeance. Papa m'apporte sa douceur, sa poésie et sa haine du conflit.

Maman s'inquiète, vitupère, presse papa d'obtenir une consultation en psychiatrie. J'ai rendez-vous quelques semaines plus tard avec O., proche collaborateur et ami de mon père. C'est un samedi matin après les cours. Maman m'accompagne. En salle d'attente, je pianote sur mon téléphone à clapet Samsung SGH gris métallisé. Je mate mes sourcils à travers l'écran. Je me demande ce que je fous là. O. nous reçoit ensemble puis séparément. J'ai de la chance, je suis bien tombée : O., la quarantaine, tempes poivre et sel, un physique d'athlète, est sans conteste le psy en blouse blanche le plus bronzé du CHU. Je lui raconte ma vie au lycée, mes lectures. Il me questionne sur ma relation avec mon père, qu'il qualifie d'emblée de fusionnelle, sur mes petits amis. Enfin, il me pèse. L'IMC est limite. Et donc ? Il me parle d'anorexie. C'est la première fois que j'entends ce mot, j'ignore ce qu'il signifie. Donc j'ai une maladie ? J'étais juste au régime, moi !

L'IMC d'une jeune fille anorexique se situe généralement en dessous de 17,5. L'anorexie est alors considérée comme modérée. Lorsqu'il est inférieur à 15, on parle d'anorexie sévère. En dessous de 12,5, le pronostic vital est en jeu. Au plus fort de la maladie, mon IMC oscillera entre 15 et 15,6.

Happée par l'adrénaline, cette sensation vertigineuse et paradoxale qui vous envahit à mesure que vos défenses s'amenuisent, j'ignore la gravité de la situation. À l'issue de la première consultation, je ressens même un sentiment de fierté. J'ai un problème, alors je crâne, je vais le crier. Je l'ai trouvée, ma différence. Désormais, j'existerai pour autre chose : autre chose que les félicitations du conseil de classe, les aquarelles du mercredi, le chevalet, la chambre bleue, les poèmes signés « Je t'aime », les pièces de théâtre en costumes, les cartes postales de l'étranger, les samedis chez les scouts, les *Je vous salue Marie*, la messe du dimanche, les robes Cyrillus et les carrés courts à la rentrée, la première communion et les listes de livres à récupérer chez Flammarion.

Le dimanche qui suit, nous passons l'après-midi chez Nany, ma grand-mère arménienne. Nany est diabétique, abîmée ; elle n'est pas riche et ne possède pas grand-chose, mais elle a tout à donner. D'elle j'ai tout pris, égoïstement : ses bras, sa tendresse, sa confiance, son amour inconditionnel. Je n'ai pas oublié les matins café au lait, le goût des baklavas, les bains brûlants, la terrasse, les chaises en plastique, les parties de cartes, la fumée des gitanes, ses baisers, Bobby Ewing et Sue Ellen. J'entends encore le son de sa voix. Nany voulait chanter. Les dimanches après-midi, elle ouvrait son cœur et ses poumons pour nous bercer de sa voix de cristal à vous filer des frissons. Nany aimait le luxe, elle voulait flamber. La carrière que j'ai tracée, je la lui dois. Je lui rendrais tout au centuple si je le pouvais. Au lieu de cela, j'ai gâché ses dernières années en flirtant avec la maladie. J'ai accepté les billets de cinquante francs planqués dans les bretelles de son soutien-gorge en échange de fausses promesses. J'ai imposé devant son corps gras ma silhouette sèche, comme pour défier la tradition familiale, cette tare. Je refusais de ressembler à ces Orientales peroxydées aux traits grossiers et au cul trop large. Je rêvais de hanches étroites, de cheveux lisses et de sourcils épilés.

Désormais je serai au centre de l'attention. Dans ma famille personne n'a fait d'études, sauf papa. Alors, les félicitations sur les bulletins scolaires, on s'en fout. Et puis maman dit que c'est normal, « on n'a que ça à foutre. » Dans le fond, elle n'a pas tort. Papa fait bouillir la marmite, elle assure l'intendance, à nous de faire le reste.

En avoir ou pas

L'oseille, la maille, le *bif* ou la *mula*, moins on en a, plus on en parle. Je suis originaire d'une famille bourgeoise et métissée pour qui l'argent a toujours été au cœur des préoccupations. Chez nous, l'argent n'est pas sale. À la maison, on en parle. Le matin, entre deux expressos, papa consulte ses relevés bancaires et maman, en bon « ministre de l'Intérieur », tient scrupuleusement son carnet de comptes. Mes frères et moi avons appris à réclamer : une nouvelle paire de Nike, ce sweat très mauvais genre, un abonnement au *Monde diplo*, un chien, un billet pour l'Amérique tiens ! Nos désirs sont sans limites. Il n'y a qu'une règle, une seule condition : travailler. Mes parents triment. Maman a exercé vingt ans en tant qu'infirmière à l'hôpital public, puis en tant que cadre de santé la nuit, pour voir s'épanouir au réveil sa progéniture tapageuse et ingrate. Mon père ne connaît ni l'abandon, ni la détente, ni l'autosatisfaction. Chaque matin est un nouveau combat, et il ne s'endort que très tard dans la nuit, une fois le sentiment du devoir accompli.

Je suis née en 1989 dans un quartier populaire de Lyon. À l'époque, mes parents ont emménagé dans une HLM des pentes de la Croix-Rousse. Papa, interne en médecine, fauché, un brin faraud, mange son pain noir en attendant des jours meilleurs. Il n'ignore pas sa valeur, mais s'est souvent heurté aux plafonds de verre.

Chaque jour, maman monte et descend la colline des soyeux, nous dépose chez la nourrice avant de se rendre à l'Hôtel-Dieu, où elle enfile sa blouse, badge, pique, ponctionne, cautérise, arrache, vide, jusqu'à l'épuisement. Le manque d'argent, elle fait avec. Elle n'est ni vénale ni capricieuse. On ne lui a jamais rien donné, alors elle n'a rien à perdre. Maman est une pragmatique. Et puis elle croit en l'avenir de son mari. Elle le presse, le bouscule, le heurte aussi. Maman porte, mais jamais ne ploie. Les crédits à la consommation, les cartes Cofinoga, les ardoises chez l'épicier, et tous les retards de loyer ne l'ont jamais fait renier ses choix. Elle tient. Papa n'a pas les moyens de lui offrir une voiture, mais elle marche dans chacun de ses pas.

Lui, au contraire, est tiraillé. Élevé par une mère célibataire immigrée, couturière et malade, il poursuit sa médecine, élève une famille tout en pourvoyant à ses besoins. Sans répit, papa règle, avance, additionne, soustrait, retranche, divise, signe et assigne.

Souvent, lorsque nous marchions en ville avec maman, nous nous arrêtions devant Paul & Nany, ce chausseur pour enfants sages qui a marqué mon premier âge. Devant la vitrine, j'écarquillais les yeux et pointais du doigt cette jolie paire de pantoufles vernies noires. D'un air las, maman répondait : « À la fin du mois. » J'ai mis longtemps à comprendre le sens de cette phrase. Que se passerait-il donc à la fin du mois ? Un mystère planait. À la fin du mois, mes parents auraient comblé les deux tiers de leur découvert et repartiraient déficitaires, une paire de pantoufles vernies noires taille 32 sous les bras. Surtout ne pas trahir les promesses faites à leur petite fille chérie.

À la naissance de mon petit frère Nino, mes parents décident de quitter leur HLM pour s'installer dans un logement de fonction loué par les Hospices civils de Lyon (HCL), avantage notable accordé aux salariés de la fonction publique. Nous quittons les ruelles interlopes et crasseuses de la Croix-Rousse, les graffitis sur les murs, les tags sur la porte du garage et les rétroviseurs disloqués, pour le très conservateur quartier d'Ainay dans le 2e arrondissement. Mes frères et moi sommes inscrits à l'école publique, déjeunons à la cantine chaque jour et participons aux rencontres sportives de l'Union sportive de l'enseignement du premier degré (USEP) le mercredi après-midi. Papa et maman sont absents, mais j'ai le souvenir d'une enfance heureuse. Nous sommes choyés par nos grands-mères et nous divertissons du va-et-vient rituel des jeunes filles au pair, femmes de ménage et autres assistantes maternelles.

Au milieu des années 1990, papa obtient un poste de praticien hospitalier à l'hôpital neurologique. Maman reprend quant à elle ses études et réussit brillamment le concours d'entrée à l'école des cadres. Ils s'entraînent, se tirent vers le haut, achètent une nouvelle voiture, un break Volvo. Et puis il y a toujours du monde à la maison. Maman investit dans la carrière de papa, lui donne un rôle social, organise des dîners. Dans le petit appartement de la rue Vaubecour, entre les ruelles roses et les traboules, à l'ombre des jalousies, elle convie le gotha des HCL : des cardio, des neuro, des psys ; des étudiants étrangers, des internes ou des chefs de service ; les jeunes pousses et les mandarins, les

Rastignac et les Goriot ; des francs-mac, des juifs, des enseignants, des historiens, des flics ou des commerçants. Mes parents ne sont pas mondains, mais ils nous ont offert une perspective inédite sur la société. Chez nous, pas d'entre-soi, mais une curiosité pour les grandes âmes, les grands hommes. En ce qui me concerne, j'ai toujours préféré les grandes personnes.

À cette époque, mes parents interviennent peu dans ma scolarité, si ce n'est pour influencer un passage anticipé en cours préparatoire - autant gagner du temps. Leur implication va être décisive dès mon entrée au collège, mais avant cela, mes frères et moi quittons notre presqu'île natale pour le 6e arrondissement de Lyon et son Triangle d'Or, un quartier dit « nouveaux riches », où se concentrent les meilleurs établissements publics de la région.

Le problème quand on a manqué d'argent, c'est qu'on en veut toujours plus. Alors il faut prévenir, se mettre à l'abri. C'est ce que mon père se tue à accomplir. Au début des années 2000, papa soutient sa thèse, puis est nommé professeur de médecine. Il sera chef de service, soit un grand patron en blouse blanche comme on en voit dans les séries télévisées - sans doute sa plus grande fierté. À l'annonce de la nouvelle, maman a appelé tout le monde. La famille se bouscule dans l'immense salon dénué de mobilier donnant sur les quais du Rhône dans lequel nous venons d'emménager. Les murs sont dépouillés, et mon père en bras de chemise. On s'assoit sur les genoux des oncles, des tantes, des grands cousins, on boit du champagne. Papa est exsangue. Je crois qu'il n'en revient pas. Sa mère est là, ses frères aussi. Cette fois, ça y est, il a réussi. Mais il a une dette. Alors il payera. Il payera pour les autres, ceux qui n'ont pas fait d'études, les maudits, les malchanceux, les laissés-pour-compte, les paresseux. Papa va payer, alors il s'épargne. Il parle peu, rentre en lui. On le dit hautain, introverti. Mon papa s'économise.

Distant et tout à ses affaires jusqu'à mes 15 ans, mon père va jouer un rôle majeur dès mon entrée au lycée, me dicter sa loi, me façonner. Au début, je marche, car je veux lui plaire. Et plus je réussis, plus il m'estime, me flatte, me valorise. Désormais mon père a de l'argent, alors il fait preuve d'une prodigalité sans borne. Une surenchère s'instaure qui finit par biaiser nos rapports. Mon père me tient et il le sait. Sans lui, pas de téléphone portable ni de paires de Nike. Sans lui, je ne connaîtrais ni le pont du Rialto ni les trattorias de Little Italy, le soleil tombant sur la palmeraie d'Alicante, les valses de la place Saint-Marc, l'Orangerie, *Les Nymphéas*... Sans lui, pas d'ateliers de peinture ni de coffrets d'aquarelle, aucun papier d'argent ou camaïeu pastel. Sans lui, nous lirions Victor Hugo en livre de poche. Sans lui, je ne suis rien, il me l'a dit. Mon père m'a offert un rêve, une éducation, un avenir. Alors moi aussi, j'ai une dette envers lui.

Au fil des années, mon désir de réussite scolaire, intellectuelle, puis matérielle, se meut en névrose. Fantasme ou obsession de la performance, il n'y a qu'une voie : l'autoroute ; un seul but : arriver avant les autres, triompher là où ils ont échoué.

— Si toi tu rates, qui peut réussir ? martèle papa.

Alors je m'acharne, je cravache et mon dérèglement s'installe pour s'étendre à tous les domaines de mon existence. Mon corps se cabre, il plie et fait le lit de la maladie.

Démuni mais pas fataliste, O. m'accompagnera avec douceur et bienveillance pendant près de trois ans au rythme de consultations bimensuelles. Le samedi matin après le cours de philo, papa m'attend à califourchon sur sa Ducati Monster rutilante. Il attache mon casque et l'on rejoint le boulevard périphérique Nord. Vers treize heures, on se gare sur le parking de l'hôpital. C'est désert. J'enlève mon casque et retrouve O. dans son bureau. On s'embrasse, on rigole. J'ai plein de trucs à lui raconter. Je lui parle de tout mais surtout pas d'anorexie. Je lui dis que j'ai du mal à trouver un petit ami, que je me sens en décalage, jamais à ma place. Je fais partie de ces gamins diagnostiqués HP pour « haut potentiel », dotés d'une maturité intellectuelle élevée, mais souffrant d'une piètre autonomie affective. Il me dit qu'un jour ça changera. Celui que j'appellerai mon mec aura dix ans de plus que moi et je poserai ma tête sur son épaule. O. m'a bien cernée, et les expériences qui suivront viendront confirmer son pronostic.

1, 2, 3... Soleil !

Mes parents ont bossé comme des stakhanovistes. En trois ans et demi, ma mère a donné naissance à trois enfants : Vladimir, l'aîné, Nino, le benjamin, et moi. J'ai hérité de cette foutue place du milieu qui ne veut rien dire mais explique tout. Loin d'être en phase avec les enfants de mon âge, j'ai toujours voulu copiner avec les grands, attirer leur attention, vider leurs coupes de champagne lorsque maman donnait des dîners à la maison. Vlad et Nino sont ses chouchous, parce que - ne lui demandez pas pourquoi - « ça a toujours été plus simple avec les garçons ». Quant à moi, je profite de mon double statut de fille unique et de favorite de papa. Lui et moi n'avons jamais parlé « bébé ». D'ailleurs, il n'a commencé à s'intéresser à moi qu'à partir du moment où j'ai su formuler des phrases complexes, sujet, verbe, complément.

Je viens à peine d'entrer au collège et papa s'adresse à moi comme à une adulte. Je me souviens de la première rédaction. Nous avions pour consigne d'imaginer une rentrée scolaire idéale. Soucieuse de me faire remarquer par mon professeur de français - maman a toujours dit que je savais « parler couramment » à l'âge de deux ans -, j'ai saisi la plume de mon stylo Lamy bleu océan pour coucher sur le polycopié le récit de mon admission à l'ENS de la rue d'Ulm, auréolée d'une coupe de champagne au bar du Ritz en tête-à-tête avec papa. Je crois que maman l'a découpée puis archivée dans mon *carnet de naissance* et plus tard dans mon *carnet de santé*, pour justifier le bourbier dans lequel mes parents et moi allions bientôt nous enfoncer.

Mon père a de l'influence. Grâce à lui, j'ai pu sauter une classe et faire l'économie d'une année supplémentaire à me tourner les pouces en maternelle. Depuis, Vlad et moi, nous nous talonnons. Je deviens la petite sœur précoce qui fait tout *comme lui* mais *en mieux*. Et forcément, il ne voit pas cela d'un très bon œil.

Par mimétisme, j'épouse sa trajectoire, me fonds dans le moule et tant pis si ça colle. Les bords sont bien beurrés, l'appareil est malléable. En classe de cinquième, Vlad passe le concours d'entrée en classe européenne. Je lui succède un an plus tard et sors major de l'épreuve d'anglais. Puis vient le choix du latin, du lycée « hors secteur », cette *boîte à prépa* convoitée par papa. LV3, langues orientales, terminale S, points bonus à l'examen du baccalauréat, valse des profs Acadomia que l'on s'échange par intervalles de quarante-cinq minutes le mercredi après-midi devant la table ovale et sa nappe molletonnée dans la grande salle à manger participent à la construction de ce moi docile ou de ce *faux moi*, pour reprendre l'expression du psychanalyste britannique Donald Winnicott. Vlad et moi sommes formatés pour épouser un modèle de réussite sociale reposant sur un socle de valeurs que je revendique aujourd'hui : le sens de l'effort, le mérite et la responsabilité individuelle.

Dans ma volonté d'assimilation à la norme, au modèle édicté par mon père et porté par Vladimir, j'adopte un style vestimentaire identique au sien. Nos profils se confondent.

Nos silhouettes sont fines et élancées, nos yeux, verts et bleus. Ma précocité intellectuelle dicte à mes hormones son tempo.

Février 2000, j'ai 11 ans. C'est l'âge de la ménarche, des premières brassières. Regards gênés, sourires fuyants... J'aurais préféré être un garçon. Pour cacher ce corps longiligne, cette enveloppe fil de fer dont je ne sais que faire, je pique dans l'armoire de Vladimir. À quinze mois d'intervalle, nous faisons la même taille. Sweats, jeans baggy, Vans et Caterpillar. Sous la capuche grise, je dissimule le carré court que je tente de laisser pousser, la frange rebelle, un épi, les épais sourcils que Nany rêverait de me voir épiler.

Insatiable, je vais butiner le cercle proche de Vladimir. Au lycée je traîne avec les « durs », les « vrais gars ». Je les repère aux intercours. Il y a Louis, ami de Vlad avec qui je connaîtrai ma première expérience charnelle, Elie, qui m'escorte le soir dans les allées du parc, Asics aux pieds, cigarettes mentholées à la commissure des lèvres, et puis Nezir, le cancre, le trublion, qui viendra systématiquement, par jeu et par provocation, perturber mes séances de révision au centre de documentation et d'information (CDI) du lycée - repaire à branleurs cramponnés été comme hiver aux radiateurs.

Pour son douzième anniversaire, Vlad se voit offrir par mon père une PW80, un modèle Yamaha bleu et blanc, pour s'initier à la pratique de l'enduro. Au fil des années, il deviendra un pilote semi-professionnel téméraire, flirtant avec l'adrénaline et la vitesse sur les terrains de cross et les rallyes motards. Même ça, j'ai voulu lui voler. Je fais des pieds et des mains pour lui empoigner le guidon et m'élancer sur les circuits terreux. Je complète ma panoplie de motarde en herbe en lui dérobant casque, gants et cuissardes. Au collège, je crie à qui veut l'entendre que « moi aussi je pilote ». Mensonge ! *Comme mon frère...* Je veux tout faire *comme mon frère.* Je veux tout lui prendre : ses vêtements, sa scolarité, ses potes et sa PW. Je veux qu'il m'aime, qu'il me regarde, qu'il me reconnaisse comme son égale. Mais toutes mes tentatives s'avèrent vaines et ma petite machination se vautre sur l'autel d'une gémellité factice. Chaque matin sur le chemin du lycée, Vlad emprunte un trottoir différent du mien. Devant moi, j'aperçois son ombre. Je ne suis qu'une doublure, une version avortée.

Avec Nino, c'est différent. Lui et moi partageons la même sensibilité, sommes tous deux câlins. Nino aime jouer, rire, s'esclaffer. Il est ce petit garçon sans histoire que l'on regarde grandir de loin. S'il veut traîner au lit tard le matin, on lui fiche la paix. Nino n'est ni colère ni caprice ; doux, il traîne dans les jupes de maman et aime l'accompagner à Auchan. Nino est docile. Il apprend ses gammes, travaille ses accords et son solfège. Nino n'est pas rebelle. Il aime les Knacki Ball et les tartines de tarama, les coquillettes au beurre et les biscuits Pépito. Quand il n'y a pas école, je passe des matinées entières avec lui devant la télé. Au petit matin, souvent je viens le réveiller. Je me faufile dans sa chambre sur la pointe des pieds pour faire glisser sa couette en catimini. Dans ces moments-là, je crois qu'il me déteste. Je repars en pouffant, mais il me rattrape et se venge d'un croche-patte. Nino n'a pas d'ego. Tout ce qu'il veut c'est être heureux.

Nino n'a pas connu de crise d'ado. Mes parents l'ont laissé vivre, ou plutôt ils lui ont fait confiance. Pourtant, je sais qu'il porte en lui une douleur indicible. L'anorexie, on n'en parle pas, ni avec lui ni avec Vlad. Mes frères ont vu, mais n'ont pas voulu croire. Ils ne l'ont pas pu.

Bufo calamita

Après trois ans d'une « câlinothérapie » infructueuse, O. m'envoie en consultation à la clinique Saint-Vincent-de-Paul auprès du docteur C., ultime recours pour adolescentes « en difficulté ». Je me souviens d'une porte close, rougeâtre, au fond du bureau froid et carré du docteur C., antichambre d'une retraite précoce, 100 % prise en charge par la Sécurité sociale. L'ordonnance est renouvelable à vie. On sait quand on y entre, pas quand on en sort. Dans trois mois, quatre, peut-être six ? Je l'ignore. De toute façon, ma vie est foutue, terminée. Salut !

Je préparais alors un bac scientifique et mon dossier d'admission en classe d'hypokhâgne. J'étais bonne élève, j'avais bien travaillé, mais voilà qu'un autre magistère venait s'opposer à celui de mes professeurs en sciences humaines, celui d'un seul homme, rigide, dogmatique, et de sa foi inébranlable en la science dure.

Le secrétariat du docteur C. m'avait convoquée un mercredi après-midi. Dans mon insouciance, ou plutôt mon déni, j'y avais surtout vu l'occasion inespérée de sécher le TP de physique-chimie, enseignement que j'avais banni du programme de terminale S tant mon niveau était pitoyable.

Avec ma nonchalance, j'avais failli déclencher l'alerte incendie et provoquer l'évacuation de mes camarades de lycée pour cause de bec Bunsen mal éteint. Cet après-midi-là, dans le bureau froid et carré du docteur C., j'étais loin d'imaginer que les TP de physique-chimie du mercredi, les blouses chiffonnées, la mémoire saturée de la calculette Casio et les antisèches planquées dans la trousse finiraient, eux aussi, par me manquer.

Le docteur C. a le physique d'un crapaud calamite ou *Bufo calamita.* La face jaune, ramassée, le cul posé sur un fauteuil en cuir, il paraît inerte, mais peut à tout moment vous faire trembler. Il fume de gros cigares cubains qui lui donnent un côté mafieux. D'emblée il me tutoie. Il ne m'a jamais vue, mais semble déjà tout connaître de la petite fille inhibée qui refuse de grandir. Je dois « correspondre au profil ». Il scrute plus qu'il ne parle cherchant à provoquer en moi une réaction. Coincée entre ma mère, à droite, qui me souffle mes réponses, et le vieux crapaud prêt à bondir, j'ai l'estomac noué. Une boule se forme dans ma gorge. Devant mon mutisme, il met un terme à la consultation et me laisse une dernière chance : la prochaine fois, ce sera l'isolement. Parce qu'au XXIe siècle, comme au XIXe, les filles comme moi, on les enferme. À 16 ans, j'ai six mois pour me ressaisir et échapper à cet asile.

À Saint-Vincent-de-Paul, je découvre le principe de l'« isolement thérapeutique », soit l'absence totale de contact avec le monde extérieur pour une durée indéterminée. Les patientes atteintes de troubles alimentaires sont claquemurées dans des cages à poules insalubres, sans téléphone, visite ou courrier. En arrivant, on signe un contrat de poids, sorte de pass sanitaire avant l'ère Covid vous garantissant l'accès à la prochaine étape du soin. Vous grossissez, on vous ouvre la porte ; vous stagnez, elle reste close. Il n'y a ni passe-droit ni exception. L'isolement thérapeutique est apparu pour la première fois au XVIIIe siècle, en l'absence de psychotropes et de neuroleptiques, pour assurer la sécurité du patient, empêcher l'aggravation des symptômes et de son irritabilité au contact de son environnement naturel. Cette approche ayant fait l'objet de nombreuses polémiques ne fait toujours pas l'unanimité au sein de la sphère scientifique, ses bienfaits étant limités dans le temps. Solution d'urgence ? Dernier recours face au péril psychique ? Elle implique l'assujettissement total du patient, privé de sa liberté d'entreprendre, de créer, d'aller et venir à son gré. En bref, c'est la soumission au diktat sanitaire, entraînant un sentiment d'ostracisme, de marginalisation ; une mise à l'écart, « la perte de contrôle de l'individu sur ses actes et sur sa biographie[1] ». Consentie ou imposée ? Il y a là une zone grise.

Si j'ai lutté longtemps avant de poser mes valises à Saint-Vincent-de-Paul, j'ai eu très tôt la certitude que je n'y couperais pas. Muriel Darmon évoque ce sentiment de « trahison » éprouvé par de nombreux patients et dans lequel je me reconnais. Ma mère, à l'origine accompagnatrice, devient complice. Je lui en veux, comme j'en veux au docteur C. de vouloir m'enfermer, et même à O. d'avoir trahi ma confiance.

La première intervention du docteur C. est qualifiée d'« onde de choc ». On parle de « nouveau départ ». Le

1. E. Goffman, cité par Muriel Darmon dans *Devenir anorexique : une approche sociologique*, Éditions La Découverte, 2003.

« pire étant derrière moi », on va « repartir à zéro ». Pour fêter ça, on dîne à la Brasserie L'Est, fleuron de la gastronomie lyonnaise. Élève modèle dans la maladie comme dans la résilience, je me donne un mal fou pour sauvegarder les apparences. Je fais un triste sort à la volaille de Bresse et à ses pommes frites, tape un grand coup dans le vacherin glacé, déclame une tirade larmoyante entre deux verres de Condrieu pour me faire plaindre et sans doute me faire pardonner. Pardonner d'avoir foutu un bordel sans nom dans le couple fragile et tempétueux que forment mes parents. Pardonner d'avoir pris en otage mon petit frère Nino du haut de ses 13 ans. Pardonner d'avoir mis à distance mon frère aîné Vladimir, mon jumeau d'à peine quelques mois, au cours de nos années adolescentes, rivales et tragiques.

En dépit des menaces et de la peur bleue d'une hospitalisation forcée, je m'installe malgré moi dans cette identité stigmatisante : « anorexique chronique ». À mesure que progresseront les troubles, il deviendra impossible de se défaire de cette peau-là, de ce masque dru, de cette écorce épaisse qui deviendra ma « seconde nature ». La maladie s'enracine et l'on renonce à celle qu'on a été. On la perd de vue, on l'oublie. Longtemps j'ai cru que mon identité de malade était la seule qui vaille. J'étais devenue cette fille-là, perdue dans ses schémas. Obsessions, rigidité mentale, automatismes... Comment rompre pour être une autre ? Et peut-on jamais sortir de la carrière anorexique ? C'est en 2019 à l'hôpital Sainte-Anne que j'ai compris. Compris que je pouvais exister sans elle, cette vieille peau, cette saloperie. Compris que je pouvais essayer sans crainte ni conséquence, et qu'au fil des tentatives, à force de répétition, d'expérience, d'expérimentation, je parviendrais à me défaire de ces oripeaux.

Chanson ritale

Printemps 2006, la vie, la maladie suivent leur cours. Désormais, je ne fréquente plus la cafétéria du lycée, je troque ma pause déjeuner contre une session de bachotage à la bibliothèque, en tête-à-tête avec Pouchkine, Diderot ou Pirandello. Si mon état de santé inquiète mes camarades proches, il semble échapper totalement au corps professoral, dont l'indifférence n'a d'égal que le mépris. La « visibilité sociale » recherchée à travers l'anorexie et la parade du corps amaigri étant relativement faible à ce stade, je redouble d'efforts.

« Vous verrez quand vous irez traîner sur les bancs de la fac ! » me lance le professeur de mathématiques au lendemain d'une épreuve de bac blanc dont je suis sortie la première, incapable de recracher le contenu du programme scolaire. « Nighoghossian ? C'est minable », assène notre enseignante de physique-chimie et professeur principale, Mme T., au terme d'un rituel humiliant et débile, qui consiste à remettre aux élèves leurs copies selon leur classement, de la meilleure à la moins bonne note. Accablée et solitaire, je rase les murs pour masquer ma honte et mon dégoût. « Madame T. a vu juste, je suis minable. » On a placé en moi tant d'espoirs, nourri tellement d'attentes, que la fiction qui m'auréolait depuis ma prime enfance se heurte à une réalité dramatique, dont je suis le premier dommage.

Après les résultats du bac, on m'envoie à Rome, comme jeune fille au pair, travailler mon italien avant d'entrer en hypokhâgne. Je suis accueillie par un couple de quinquagénaires propriétaires d'un *palazzo* sur les hauteurs de la capitale. Elle travaille dans une crèche communale, appelée localement *asilo nido* - drôle de nom pour un jardin d'enfants -, où je ne mettrai jamais les pieds. Au réveil, j'effectue à jeun une soixantaine de longueurs dans la piscine du *palazzo.* Le reste des journées est consacré à l'exploration des ruelles du Trastevere, à la découverte des galeries et musées d'art moderne, de l'Ara Pacis à la piazza Navona. Je déteste la chapelle Sixtine et les circonvolutions du château Saint-Ange, auxquelles je préfère les allées ombragées du parc de la Villa Borghèse. À la mi-journée je m'assois sur les escaliers de la piazza di Spagna, sors mon bloc de dessin et un fusain gras, et croque les archétypes culinaires de la culture transalpine : un *piatto di spaghetti,* les étales regorgeant de *pomodori freschi,* un verre de Negroni... Le soir, regagnant ma colline, je plonge avec appréhension dans *Le Voyage,* lecture qui nourrit à chaque page un sentiment profond de détachement.

J'ai toujours eu un faible pour la noirceur, un tropisme pour la complexité. Les personnalités lisibles m'ennuient, les happy ends aussi. Cette appétence pour le drame, les passions déchaînées, les détresses intimes, je la tiens de mon père. J'ai mis longtemps à comprendre que profondeur ne rimait pas avec douleur. Il est bon d'afficher une certaine gravité sans céder à la tentation du précipice. Papa cultivait une affection particulière pour l'histoire, notamment celle du IIIe Reich. Dans son panthéon gisaient Bernanos, Louis-Ferdinand Céline et Paul Morand. Lui, petit-fils d'immigré, enfant d'apatrides, allait puiser dans les heures sombres de l'Allemagne nazie ce je-ne-sais-quoi de sinistre, cette glu affreuse et terrifiante le renvoyant à sa propre histoire familiale, à celle d'un peuple, d'un génocide. Cette ambivalence ou « confusion des sentiments » est constitutive de la personnalité anorexique. J'aimerais m'en sortir, quitter cette enveloppe rigide et tomber le masque, mais arrivée au pied du mur je renonce. Je choisis la complaisance, car je me sens plus à l'aise dans ce que je connais, dans ce costume noir et blanc que j'endosse chaque matin.

Pour m'offrir un peu de leur dolce vita, mes hôtes m'envoient en villégiature à Ostie chez leur fille aînée. À 19 ans, Alessandra est complètement grunge. Les cheveux noir de jais, elle porte une frange très courte. Un trait d'eyeliner grossier vient noircir une pupille dilatée par les effluves de cannabis. Pour parfaire le cliché, Alessandra a le septum nasal perforé et un sens de la rébellion qui s'exprime essentiellement dans son refus de s'inscrire à l'université. Elle semble se satisfaire d'un job d'hôtesse au comptoir d'enregistrement de l'aéroport de Rome-Fiumicino qu'elle occupe quatre jours sur sept, les trois autres étant dévolus à la fumette sur les plages du Lazio et aux siestes paresseuses dans la maison familiale.

Je rejoins Alessandra un soir de juillet à l'heure de l'*aperitivo.* Elle n'a pas faim et moi non plus. Alessandra mange peu. L'été précédent elle pesait dix kilos de moins. Par fatigue, par devoir et certainement par lassitude, elle a recommencé à s'alimenter, mais depuis, me confie-t-elle,

« *mi faccio schifo* ». Littéralement, elle se dégoûte. Et pour anesthésier la douleur causée par son reflet, elle s'est mise à fumer du cannabis : le matin avec son *caffè latte*, à midi pendant sa pause et le soir, de retour sur la plage d'Ostie, jusque tard dans la nuit. Livrée à moi-même au cœur de cet été brûlant, j'accepte le joint tendu par Alessandra, accueillant les sensations qu'il me procure comme une expérience inédite. De retour à l'appartement un peu avant minuit, je m'écroule sur le sofa dont elle me tire le lendemain matin avant de partir à l'aéroport. Je me souviens d'un écran noir : anesthésie générale. J'avais réussi à mettre mon cerveau sur *off* pour la première fois depuis des mois, en l'absence de sédatifs prescrits sur ordonnance.

Je renouvellerai l'expérience des années plus tard, surestimant là encore ma capacité à absorber les effets du THC. J'avais 23 ans et venais de signer mon premier CDI dans l'un des plus grands groupes de communication au monde. J'occupais un bureau au deuxième étage du 133, avenue des Champs-Élysées, où se côtoyaient chaque jour créatifs en jeans retroussés aux avant-bras tatoués, directrices commerciales juchées sur leurs talons à semelles rouges et stagiaires débraillées. Ce festival de créativité et d'irrévérence culminait chaque jeudi soir entre dix-neuf heures et trois heures au rythme des 8.6 et des sélections musicales 100 % rap français. De relation en relation, je m'étais rapprochée des amateurs et producteurs de musiques urbaines. Je fréquentais l'élite de la Goutte-d'Or. Lascars du verbe et de la rime, ils régnaient en maître sur le boulevard Rochechouart. L'un d'eux m'invita chez lui un soir de mai. Pour me donner une contenance, je bus avant, pendant, et tirai allègrement sur le joint qui circulait. Aux alentours de deux heures, en me levant pour héler un taxi depuis la fenêtre ouverte sur le boulevard, je tombai sur le carrelage froid du HLM, dégueulant dans le même temps le mélange de vodka-tonic et milkshake fraise commandé chez l'Arabe. Je me réveillai au petit matin sur le canapé, cicatrice ouverte sur l'arcade, une boîte de loukoums sur la poitrine. Perfusée au saccharose, je frôlai l'overdose.

La fin de mon séjour italien approche. À l'heure du départ, mon hôte me serre dans ses bras avec tendresse et impuissance. Je réponds à chacun de ses commandements par une avalanche de « *si* » qui signifient « *Basta così!* » Je n'ai qu'une hâte : me tirer d'ici, descendre en gare de Genève et retrouver mon père, ses bras protecteurs, son sourire débordant et nos interminables conversations. Il me racontera Bardamu, Marcello, Federico. Je serai sa fierté, sa *principessa*. On oubliera les deux kilos en moins, les joues creusées, les mois d'aménorrhée... jusqu'au bureau froid et carré du docteur C.

À mesure que s'installent les troubles alimentaires, je développe de nouvelles addictions : addiction au sport, à la nicotine, aux anxiolytiques, à l'alcool. Tout ce qui jusqu'alors m'était interdit devient objet d'expérimentation. Je deviens accro au jeûne. Ce sentiment d'évanescence ou de détachement qui enivre, en particulier lorsque le jeûne est associé à une consommation d'alcool fort ou à une prise de cannabis. À cette époque, j'ignore que l'on peut aborder, concevoir et traiter l'anorexie mentale comme une addiction. À l'image des fumeurs de marijuana décrits par Howard Becker dans *Outsider*, ouvrage de référence sur la sociologie de la déviance, c'est en faisant l'apprentissage du jeûne que je saurai en apprécier les effets. Et parce que ses vertus sont salutaires, analeptiques, je progresse, inexorablement, dans le « circuit de la déviance ».

Thanatos

Peu après mon retour d'Italie, nous nous envolons pour la Grèce, mes parents, Vladimir, Nino et moi. Nous faisons un détour par Delphes pour invoquer la Pythie. D'après l'oracle, le chaos est proche. Et même si je refuse de l'admettre, la situation s'est dégradée. « Connais-toi toi-même. » L'adage de la cité résonne comme une sentence irrévocable.

Les premiers jours je fais semblant, je joue le jeu. Nous nous attablons en famille au restaurant, commandons des crèmes glacées. C'est l'euphorie des départs, celle des grands voyages, la promesse d'un « aller vers » - une autre que soi, un autre chez-soi - et d'un « aller mieux ». Mais très vite la petite voix de la maladie se fait entendre. « Tu dois te reprendre en main. » Alors je déserte. Je disparais. J'abandonne mes parents, Nino et Vlad à leurs découvertes culinaires. Je désapprends les goûts, les sensations, jusqu'au dégoût. Les böreks ruisselants de feta, les dolmas dégoulinants d'huile d'olive, les keftas baignant dans la sauce épicée... Papa me rapporte des pommes et des fruits frais du buffet. Je ne bouffe plus rien. Je m'éloigne de celle que je suis, et ce faisant, de ceux que j'aime.

La philosophe Claire Marin décrit très bien ce sentiment de déchirure, de distanciation vis-à-vis de soi et des autres dans son ouvrage *Rupture(s)* : « L'un des aspects importants de la maladie mentale c'est la puissance de destruction du lien affectif. » Cet été-là, c'est précisément ce qui se joue. Je persiste et signe, confirmant mon engagement dans la carrière anorexique, tandis que mes parents assistent, impuissants, à mon naufrage.

Je garde peu de souvenirs de notre séjour hellénique, si ce n'est cette halte torride au cap Sounion un après-midi du mois d'août. Je me souviens du bleu du ciel plongeant sur la mer Égée. Sur la photo je tords le cou de Nino de mes bras frêles brûlés par le soleil. Nino a 14 ans. Il va bientôt faire son entrée au lycée en classe de seconde, anglais renforcé. Désormais nous n'allons plus nous quitter. Nino et moi sommes inséparables, comme sur la photo. Mais en réalité nos heures sont comptées. Cette année il n'y aura pas de rentrée scolaire, pas de course effrénée le long des platanes de l'avenue Foch, plus de pannacotta à la fraise un vendredi sur deux à La Monella. Finies les parties de Pyramide à l'arrière du break sur la route de la campagne. Oubliés les douces rêveries, blottie sur ton petit lit, la couverture jaune canari et les oreillers qui sentent bon la lessive. Je t'observe, paisible. Tes petites mains musclées caressent les touches du piano d'étude : *Fais-moi une place*, *Je suis malade*, *Love Me, Please Love Me*.

« Tel un mirage triste, l'autre s'éloigne, se reporte à l'infini et je m'épuise à l'atteindre », écrit Roland Barthes dans ses *Fragments du discours amoureux*. De fait, mes parents sont épuisés, rincés. Maman n'ose plus rien dire. Elle a renoncé à se battre. La fin de l'histoire, la chute, elle la connaît, ce n'est qu'une question de temps. Papa, lui, fait mine d'y croire encore. Il n'est pas prêt à lâcher prise – « Encore un effort, ma princesse ». Alors il lutte, il s'épuise, il se rend malade. Vlad et Nino ne disent plus rien. Ils n'osent pas y croire. À quel moment leur sœur a-t-elle pu vriller au point de refuser le verre de thé glacé qu'on lui tend au pied du Parthénon ? J'ai conscience de leur faire honte, mais c'est plus fort que moi. À la nuit tombée j'entends des cris transpercer les parois minces de nos chambres moites. Flots d'injures, reproches, désespoir. Encore un soir où papa et maman s'en donneront à cœur joie. J'avale un demi-Stilnox piqué dans la trousse de toilette de mon père et mets la tête sous l'oreiller. Je veux disparaître. Je vais en finir.

Fin août, après trois semaines d'une lente agonie, je prends la décision d'entrer à Saint-Vincent-de-Paul. Enfin, disons que je m'y suis résolue. De toute façon, je n'ai pas d'alternative. Cette fois-ci, je ne peux plus reculer. Je tiens serrée contre moi la petite valise noire remplie à la hâte. Entre l'intégrale de Romain Gary et trois volumes de Stendhal, j'ai glissé un pyjama rose à pois blancs Snoopy - ni trop chaud, ni trop léger, il m'accompagnera jusqu'à l'automne -, un jean Levi's délavé, une paire de Converse bleu turquoise et un sweat à capuche gris piqué dans l'armoire de Vladimir. Papa m'a déposé une boîte de crayons Caran d'Ache, une mine de plomb, un bloc de papier Canson.

Dans le bureau froid et carré du docteur C., j'attends qu'on vienne me chercher. Une porte claque et l'infirmière fait son entrée. C'est pour moi. Je jette un regard à droite en direction de ma mère. Mon père évite le mien. Très vite, je dois me lever, partir, les quitter. Je n'ai pas le réflexe de les embrasser, persuadée que nous nous retrouverons derrière la porte, comme dans *Fort Boyard*, qu'à tout moment je peux faire marche arrière, choper la clé et les rejoindre. En vain.

Une porte claque et l'enfance capitule. Nous sommes le 26 août 2006. Derrière le bloc de papier Canson, j'ai noirci la première case. Sur le chemin qui mène à ma chambre, nous traversons un corridor sombre le long duquel se tiennent des dizaines de jeunes femmes : des maigres, des longilignes, des obèses, des difformes. Prises en nasse, elles patientent. Je suis frappée d'un haut-le-cœur. Je ne me reconnais pas dans les visages qui m'entourent, je ne me reconnais pas dans cette maladie qu'on nomme anorexie. Manifestation ultime du déni ? Dégoût ou rejet de l'« effet miroir » ? J'ai le sentiment d'être un électron libre pris au piège de l'étiquette « Anorexique ».

Chambre 214 - date d'entrée : 26 août 2006... Il me faudra plusieurs jours, plusieurs semaines pour comprendre et réaliser les implications de mon internement. Comme toutes les « victimes de l'étiquette », je me donnerai un mal fou pour minimiser mes troubles, échapper au pattern, à la volonté de classification.

Saint-Vincent-de-Paul offre un panel de tous les types de déviances possibles. Il y a les anorexiques préadolescentes ou adultes, les anorexiques difficiles - euphémisme employé pour caractériser les patientes les plus résistantes au soin -, les boulimiques, les boulimiques anorexiques, les suicidaires, les hyperphagiques.

D'après le DSM, abréviation de *Diagnostic and Statistical Manual of Mental Disorders*, ouvrage de référence proposant une classification des troubles mentaux, une personne est diagnostiquée anorexique lorsqu'elle présente les symptômes suivants :

- Refus de maintenir un poids corporel au-dessus d'un poids minimum normal pour l'âge et la taille.

alors que le poids est inférieur à la normale.

– Perturbation de l'estimation de son poids corporel, de sa taille ou de ses formes.

– Absence d'au moins trois cycles menstruels attendus.

Dès mon arrivée à Saint-Vincent-de-Paul, je suis déshabillée, pesée, numérotée, étalonnée. Je pèse 46 kg pour 1,72 m et même si je parviens à faire le tour de mes cuisses avec mes doigts, en déambulant le long du corridor, je me sens comme un éléphant dans un magasin de porcelaine.

Ni oui ni non

Quelques années après ma sortie de Saint-Vincent-de-Paul, ma mère m'a avoué avoir poussé un long soupir de soulagement lorsque j'ai consenti à être hospitalisée. Sa délivrance, je la comprends. Mais à aucun moment je n'ai eu le sentiment ou la conviction d'avoir été actrice de ma décision. La vérité, c'est que j'ai fini par me rendre. J'ai cédé. J'ai capitulé.

Fin août 2006, mon IMC est inférieur à 15 ; je ne m'alimente plus et m'hydrate à peine. À la veille de mon entrée en hypokhâgne, je dois me faire une raison : je n'y arriverai pas. Contrainte et forcée, je décide de passer mon tour. Je passe par la case « prison » histoire de me refaire et de changer de peau, à défaut de changer de credo. À 17 ans je n'ai pas conscience des dangers de l'anorexie. À ceux qui parlent de drame, de maladie, j'oppose une conception tout autre : l'anorexie comme idéal, comme mode de vie. Elle est un gage, un sésame. Sans elle, pas de succès d'estime ni d'appétit intellectuel, pas d'exigence esthétique ni d'élévation des goûts. Sans elle, nulle discipline. Adieu prouesses sportives, conquêtes amoureuses et triomphes nocturnes. Je veux être mince et le resterai, je sais mettre mon corps à l'épreuve pour changer d'enveloppe à l'envi. Mon exil est temporaire. L'enfer n'a qu'un temps.

Autour de moi, j'entends les mots « déni », « psychose », « folie ». « Elle ne touche plus terre, elle est perdue. » En dépit d'une situation physique dégradée, je n'ai jamais été dans le déni de la maladie. Au contraire, j'ai toujours su qu'elle m'accompagnerait. Aussi, le terme de « dissonance cognitive » me semble plus adapté, au vu de l'inadéquation entre mes pensées et mon comportement. Pour faire simple, j'étais anorexique et fière de l'être, je persévérais, m'enlisais sans ignorer le mal dont je souffrais.

Les années 2000 voient émerger le mouvement pro-ana, ces groupuscules de femmes porteuses de bracelets rouges en signe de reconnaissance, assurant la promotion des troubles alimentaires sur les forums en ligne et les blogs. À cette époque, le haut débit fait son entrée à la maison. Papa vient d'investir dans un nouvel iMac G3 bleu turquoise et nous octroie trente minutes de navigation par jour sur le Web. Interpellée par une couverture de magazine en kiosque et les photos volées d'une Nicole Richie famélique en bikini, je mène l'enquête. Le modèle brandi par les pro-ana m'apparaît comme le palliatif idéal, l'unique clé de compréhension d'une adolescence trouble, prisonnière de principes éducatifs jansénistes et austères. À 17 ans je voudrais désobéir, j'aime le parfum du scandale, de l'interdit. Je veux tout connaître, tout expérimenter. Je vais me faire mal, me brûler.

« De toute façon, toi, tu peux jamais rien faire comme tout le monde ! » m'a lancé un jour Nino. Désolée, petit frère, tu vas en faire les frais.

Si l'anorexie est une folie, elle m'est d'abord apparue comme une provocation, un levier de sédition. Alors oui, j'allais me rendre, mais la partie était loin d'être terminée.

Prison ferme

D'abord on a trié mon linge - en inspectant faux cols, doublures, poches intérieures -, on a compté, déplié et replié une à une mes culottes Petit Bateau, déboutonné les chemises, défait les ourlets de mes jeans trop larges et confisqué la ceinture en cuir, retiré les lacets des chaussures au cas où la patiente déciderait d'attenter à ses jours. Puis on a passé la trousse de toilette au peigne fin, confisqué lames de rasoir, pince à épiler, coupe-ongle et flacon de parfum, toute forme de suicide pouvant être envisagée. Ensuite, une élève infirmière de première année s'est attaquée à ma bibliothèque. Elle a mis sous scellés mon Diderot, subversif, et Amélie Nothomb, l'auteur ayant connu un épisode anorexique qu'elle raconte dans sa *Biographie de la faim*, mais j'ai pu garder mon Stendhal. L'ignorance du corps médical constitue un barrage puissant contre la censure.

Je prends possession des lieux. C'est une petite chambre vieillotte de huit mètres carrés. Sur la gauche, j'avise un lit une place monté sur un matelas à ressorts, une table de chevet et un lavabo noirci par la crasse qu'éclaire la lumière rouge du néon. Pas de tapis, ni tablette ni miroir... Sur une imposante armoire sont placardées quatre affiches blanches au format A4. Sur l'une d'elles, on peut lire en lettres capitales :

GRANDIR C'EST ACCEPTER LES FRUSTRATIONS

Les murs rose saumon sont fissurés. Au centre trône une petite table dédiée à la dînette quotidienne et à bien d'autres choses. C'est ici que je m'installerai pour écrire, dessiner, noircir le bloc de papier Canson d'esquisses fantasmagoriques, quand l'imagination m'effleurera et m'emmènera loin de ma cage. Dehors, les oiseaux chantent la fin de l'été. La fenêtre est condamnée.

Je me déshabille et enfile mon pyjama. Une infirmière vient me chercher pour la pesée : 46,2 kg. Le contrat est clair : pas de prise de poids, pas de sortie. Vers midi on frappe pour m'apporter un plateau-repas. Il s'agit d'abord de demi-portions : demi-bol, demi-baguette, demi-steak, demi-banane. Trois fois par jour, une aide-soignante s'installe en face de moi et m'assiste dans cette amère entreprise de renutrition. Les week-ends, lorsque la clinique est en sous-effectif, il n'y a qu'un seul soignant pour dix filles. Et tandis que Stéphanie, l'infirmière de garde, court d'une chambre à l'autre pour veiller sur ses pensionnaires, entre la betterave et le hachis, je vide le bol de soupe dans le lavabo.

Si je consens à l'hospitalisation et manifeste le souhait d'entamer un travail thérapeutique, je fais simultanément preuve de résistance. Je refuse de céder à l'institution ce reliquat de libre arbitre. Je refuse la soumission totale et sans nuance, cet asservissement au personnel soignant pour vous allumer une clope, vider le seau qui pue la pisse, ouvrir une fenêtre, vous parfumer, vous aider à marcher, descendre ou monter les escaliers, tartiner votre pain ou sucrer votre yaourt. Ici la surveillance est totale, institutionnalisée. Elle touche à tous les domaines de votre existence rétrécie placée sous camisole. Déviante sous un rapport, on s'estime désormais traitée comme déviante sous tous les rapports. Ces termes empruntés à H. Becker résument le climat de surveillance, de flicage, qui règne à la clinique. Un biais s'installe entre malades et soignants. Lorsque j'échappe à leur contrôle, je romps le pacte avec l'institution, refusant ainsi la coopération encouragée par le travail thérapeutique. Mais comment coopérer lorsque votre existence tout entière est mise sous tutelle ? À la moindre occasion, je chercherai à reconquérir un peu de cette liberté mise sous cloche, compromettant jour après jour les chances de succès de mon hospitalisation.

Le soir, c'est au tour de Lucie. Lucie, 23 ans, blonde peroxydée, coupe courte, silhouette sportive, est aide-soignante. Elle a l'arrogance des niais. Comme tout le monde, elle a un avis sur la maladie. Alors à chaque repas, elle ressasse les mêmes conneries :

— Tu n'es plus le centre du monde. Ici, tu vas apprendre à ravaler tes frustrations. Il va falloir grandir.

Tiraillée entre la honte et l'envie irrépressible de l'insulter, je préfère me taire et contemple le fond du bol. Ça manque de sel. Demain, c'est dimanche. Le dimanche est un jour désert. Pas d'allées et venues dans les couloirs, rare distraction qui rythme mes journées. Pas d'entretien avec la psy ni échange de linge. La seule consolation - c'est un comble - est d'ordre alimentaire. Nous attaquons les réjouissances dès huit heures avec un plateau spécial composé de biscottes beurrées, de cacao et d'un demi-pain au chocolat.

À midi, après la blanquette de veau, place à l'infâme fraisier recouvert de crème pâtissière et son chariot de pensées obsessionnelles qui m'envahiront tout l'après-midi. À dix-huit heures, je craque et sonne l'infirmière de garde, qui rapplique les poches chargées d'anxiolytiques. Rendez-vous, même heure, le lendemain et les jours d'après, car en isolement comme en prison, les heures creuses sont des ennemis invisibles qu'il faut savoir tromper.

Ces pensées obsessionnelles vont me hanter pendant des années : en cours, en vacances, en bateau, en réunion, sous l'eau, défoncée, sobre, et même pendant l'amour. À chaque fois, c'est une nouvelle salve d'images qui se précipitent comme en rafales : la taille de l'assiette, celle de la portion, la quantité d'huile sur le papier absorbant, le décompte des calories dans chaque part. La première cuillère pour goûter, la deuxième pour le plaisir, la troisième pour culpabiliser. Chaque semaine, pendant un ou deux jours, et ce, plusieurs fois par heure, je repasse le film de ces épisodes traumatiques. Et plus j'y pense, plus l'angoisse se fait intense. Alors j'essaie de les chasser, ces mauvaises pensées. Bien souvent j'échoue. Je me revois dans le grand amphi de la Sorbonne farfouillant dans mon sac en quête d'un demi-Lysanxia pendant le cours de sociologie, le sandwich de midi ayant laissé son empreinte fétide dans ma mémoire.

Vingt heures, je sonne à nouveau. Lucie pointe son nez dans l'embrasure de la porte. Elle vient m'allumer une cigarette. Dans sa grande mansuétude, le personnel soignant m'accorde une livraison hebdomadaire de matériel de première nécessité. Je profite de l'occasion pour faire passer à ma mère le sac de linge sale cousu main dans son tissu provençal. Avant chaque tour de passe-passe, l'aide-soignante trie les culottes et les t-shirts froissés pour s'assurer que la patiente n'a rien glissé à l'intérieur. La moindre tentative de rébellion peut être fatale. Un mot doux plié en quatre niché au fond d'une paire de chaussettes est passible d'une semaine d'enfermement. Même si j'en crève d'envie, j'ai trop à perdre. Je me contente de dresser la liste des choses ordinaires qui viendront agrémenter mon quotidien : une bouteille de gel douche à la fleur d'oranger, un petit pot de crème Nivea, de la mousse pour dompter mes boucles, des feutres neufs, un paquet de cigarettes.

À vingt heures vingt, après l'avoir sonnée dix fois, Lucie débarque dans la chambre avec mes clopes. C'est la dernière tournée avant la relève. Elle a hâte de finir sa journée, d'allumer le contact de la Clio qui dort sur le parking et de prendre la route du périphérique Sud, qui la conduira jusqu'à sa résidence pavillonnaire, son mec débile, leur écran plat, une rediffusion des *Z'amours* et un pack de Corona. Elle oubliera nos gueules de névrosées et nos appels intempestifs. J'oublierai sa bêtise. Mais pour l'heure, je suis prostrée. Assise en tailleur à ma table, je regarde à travers la fenêtre tandis que la cigarette se consume sur un air de Cabrel. J'écoute Chérie FM. « Puisqu'on est fou, puisqu'on est seul/Puisqu'ils sont si nombreux... » Vingt et une heures trente, ma tête tombe sous l'effet du Stilnox, je m'affale pour quelques heures sur le matelas qui grince. Je ne rêve pas.

Je développe au fil des jours une défiance croissante envers l'équipe soignante. Au-delà d'une lutte contre la maladie, je me livre à une guerre de classes teintée de mépris à l'encontre des agents des services hospitaliers (ASH), des infirmières et des auxiliaires. Je refuse d'alimenter leurs conversations lorsqu'elles m'assistent à l'heure du déjeuner. Fille de médecin et future khâgneuse, je ne veux parler qu'aux psys, ignorant la suffisance de ces donneuses d'ordres à peine diplômées du baccalauréat.

D'après les travaux de Muriel Darmon, l'engagement dans la carrière anorexique est le fruit d'un travail socialement orienté, et l'hôpital, un lieu où le capital social joue à plein. Autrement dit, il y aurait chez certaines patientes une volonté de distinction, vis-à-vis du groupe et du personnel soignant, socialement inscrite et renforcée par la pathologie. Si j'arrive à Saint-Vincent-de-Paul comme un numéro parmi d'autres, je tiens aussitôt à marquer une distance avec mes congénères. Je refuse que l'on m'applique le même traitement, poursuivant par là mon travail de résistance. Vers la fin du troisième mois, j'exigerai d'ailleurs un transfert en chambre « premium », équipée d'un écran plat et d'un lit *king size*, décor triomphal de mes nuits d'insomnie et des après-midi sans fin.

Les nuits sont froides. La couverture mince et l'absence de chauffage ajoutent à l'hostilité ambiante. La chaleur est exclue de ma retraite fébrile : chaleur humaine, chaleur des lits et des corps, chaleur des cœurs. Les nuits sont froides, la soupe est froide. Je frissonne en repensant au bureau froid et carré du docteur C. Vers deux heures du matin, je suis réveillée par les gémissements de mes voisines. L'une d'elles, en manque, hurle à la mort. L'infirmière de garde allume la veilleuse du couloir et se précipite à son chevet. Elle y restera de longues minutes avant que la patiente ne retrouve son calme. Chaque nuit le même scénario se répète. Et quand une fille devient immaîtrisable, on la sangle. Elles peuvent rester attachées aux barreaux du lit plusieurs jours, le temps que les piqûres et les calmants produisent leur effet. Les damnées sortiront de leur isolement au terme de longues semaines de lutte sauvage contre leur folie, entraînant avec elles de lourdes séquelles.

Au petit matin, une odeur d'urine vient taquiner mes narines : le seau en plastique qui fait office de pot de chambre n'a pas été vidé depuis la veille. Aucune sortie n'est tolérée, même pour aller pisser. Dès sept heures je suis prise d'un haut-le-cœur et, malgré une vessie pleine, je me retiens.

En raison des mauvaises habitudes contractées à la clinique, je serai sujette des années plus tard à des cystites chroniques. L'une d'elles me vaudra une hospitalisation d'une semaine sous morphine à Pompidou, dans la nuit de mon vingt-deuxième anniversaire.

Mon penchant pour la morbidité s'accroîtra au fil des années. De façon quasi expérimentale, je créerai les conditions de mon propre mal-être, alcool, drogues, manque d'hydratation et rapports non protégés ayant rarement endigué les risques d'inflammation de la vessie et de pyélonéphrite aiguë.

Deux fois par semaine, une aide-soignante nous escorte en petits groupes jusqu'aux cabines de douche situées à l'extérieur des chambres. Je croise alors le regard furtif de mes compagnes. Nous nous dévisageons avec circonspection, examinons nos corps anonymes et malmenés : trop gros, trop maigres, quelconques. Identifier à l'œil nu la pathologie dont souffrent les filles de Saint-Vincent-de-Paul s'avère parfois impossible. Seul dénominateur commun : la prunelle éteinte, vitreuse, en signe de renoncement.

DIX-SEPT HEURES DOUZE, PLACE D'ITALIE

Je suis hospitalisée depuis près d'un mois et j'ai l'impression de flotter. Ma tête est lourde, prisonnière d'une enveloppe ouatée. Me voilà projetée dans un non-lieu, hors du temps. L'espace-temps de la clinique est à géométrie variable. Pour les unes, il n'est qu'un tunnel, un intervalle borné, avec une ouverture et une clôture. Un beau jour, on l'aperçoit, le bout du tunnel. Pour moi, il n'y a ni ouverture, ni clôture, ni début, ni fin. La vie s'est arrêtée net un matin d'août 2016. Depuis, je suis en suspension. Je résiste par habitude. Je n'apprends rien. Je ne veux qu'une chose : sortir. Progressivement, avec souffrance mais docilement, je renonce à l'inertie qui me clouait au sol pour « entrer » en thérapie comme d'autres en religion, en silence et sans conviction. Renoncement ou victoire de l'institution ? Un peu des deux sans doute. Ils m'ont eue à l'usure, mais pour quels résultats ? D'après les statistiques, 50 % des cas d'anorexie mentale pris en charge s'accompagnent d'une rechute.

Liberté conditionnelle

Chaque jour depuis le début de mon isolement, je dessine un petit cercle au dos du bloc de papier Canson. Juste à côté, j'indique la date du jour. Ainsi je tiens mon calendrier. Chaque matin après le petit-déjeuner, je remplis l'intérieur du cercle avec un crayon bleu. Compter les jours m'aide à rester en prise avec la réalité.

D'après les estimations du personnel soignant, la phase d'isolement peut durer quatre à six semaines, le temps nécessaire à la renutrition. Passé ce délai, si la prise de poids est jugée suffisante, la patiente entre dans la deuxième étape du soin. Toujours pas de visite, mais la porte de la chambre est ouverte deux fois par jour : entre dix heures et midi et dans l'après-midi entre quatorze heures trente et dix-sept heures Dans cet intervalle, je peux vaquer aux activités proposées par la clinique : cours de sophrologie, atelier d'ergothérapie, séances chez la psy. Il est défendu d'effectuer plus d'un tour de parc et de monter les escaliers à pied. Chaque pas est scruté et la moindre tentative de contournement déjouée. Nous ne portons pas de bracelet électronique, mais nos allées et venues sont surveillées comme celles d'un ex-taulard remis en liberté. Nous avons peur de fauter ou d'être dénoncées, peur de replonger.

Le climat de surveillance qui règne à Saint-Vincent-de-Paul nous conduit tour à tour à feinter, à louvoyer, à duper chaque membre de l'équipe soignante. Comme l'évoque Muriel Darmon, mes colocataires et moi devenons des professionnelles du leurre. Chaque lundi matin, avant la pesée, je bois un litre d'eau à même le robinet pour alourdir le poids du corps sur la balance et me retiens d'aller pisser. Si l'anorexie m'a rendue mythomane, paranoïaque et fabulatrice, mon séjour à la clinique ne fait qu'aggraver mes troubles. Je suis comme une bête traquée, en sursis aussi longtemps que le verrou de ma porte reste fermé. Mais à peine ai-je mis le nez dehors que je sens leurs regards braqués sur moi. À chaque cuillère de riz déposée dans mon assiette, ce sont deux, trois paires d'yeux qui me narguent et m'épient. « Encore, y'en a pas assez. » Ce n'est jamais assez ! Après le feuilleté, les choux de Bruxelles, la miche de pain, le camembert, le riz au lait, il en faut encore. Collation avant le dîner, collation au coucher. On veut me gaver, mais on a oublié le plaisir, l'envie, le doux frisson du désir.

Au sortir de l'isolement, je développe les premiers troubles obsessionnels compulsifs (tocs) dont je ne parviendrai à me défaire que quinze ans plus tard grâce aux thérapies cognitives et comportementales pratiquées à l'hôpital Sainte-Anne.

Cela a commencé par des listes. Puisque mon temps était compté, je devais faire en sorte d'accomplir un maximum de choses en un temps record ! Adieu siestes et rêveries solitaires, désormais je serais dans l'action. C'est à cette période aussi qu'est née ma tendance à l'hyperactivité. Je dressais des listes interminables de choses à accomplir dans un espace-temps réduit.

C'est grâce aux thérapies cognitives et comportementales ou TCC apparues au milieu du XXe siècle que je parviendrai, à force d'exercices et de répétitions, à me défaire de ces tocs. L'approche des TCC se fonde sur les faits, la réalité objective telle qu'elle est perçue par le patient. Les TCC visent à déconstruire les croyances limitantes et les schémas erronés en vue d'un mieux-vivre dans l'ici et maintenant. Contrairement à la cure analytique, elles n'ont pas vocation à démêler les causes premières, mais proposent une batterie d'outils, concrets et activables, pour aider le patient dans son quotidien. Aujourd'hui les tocs se font plus rares, leur permanence est révolue. Toutefois, en cas d'imprévu, lorsque l'incertitude vient s'immiscer dans une vie parfaitement régie, ordonnancée, les troubles peuvent resurgir. Et plus l'incertitude est élevée, plus la probabilité qu'une pensée obsessionnelle se manifeste augmente. J'ai pu expérimenter cette fragilité à l'occasion d'une rupture amoureuse, d'une nouvelle prise de poste ou lors du confinement de mars 2020. Par chance, je n'étais pas seule en confinement et l'exercice de la parole, les consultations téléphoniques, le dessin et une certaine liberté de mouvement m'ont aidé à retrouver mon discernement et à chasser l'une après l'autre ces idées fixes.

À Saint-Vincent-de-Paul, il n'y a pas de thérapie cognitive, pas de parole qui soigne ou de redécouverte de soi à travers l'art, la danse ou la méditation. À Saint-Vincent-de-Paul, la patiente est spectatrice de sa propre métamorphose, une transformation de soi qui confine à l'engluement, à l'écœurement. Je vomis celle que j'aperçois dans la glace brisée sous les néons. Gavée de psychotropes matin et soir, cette fille amorphe, anéantie, aux joues bouffies, aux yeux vitreux m'est étrangère.

Sous surveillance

Vers la fin de l'automne, j'entame la troisième phase du parcours de soins. Afin de renouer avec leur entourage proche sur la base de fondations nouvelles, les patientes sont autorisées à écrire et à recevoir deux lettres par semaine. La première est évidemment destinée à Nino et à mes parents.

Je me souviens des missives décachetées puis passées au crible par le professeur P. avant d'être déposées au service courrier. L'adjointe du docteur C. qui me reçoit chaque semaine en consultation a pour prérogative de faire et défaire le courrier de ses patientes jusqu'à obtenir leur reddition. Elle juge la forme prétentieuse, le ton impropre. Le fond doit se cantonner à la description factuelle, clinique, des jours indolents et maussades que nous vivons ici. Aucune effusion n'est permise.

Au-dehors, des gens pensent sans doute à moi. Combien sont-ils ? Que disent-ils ? « Elle a disparu, sans prévenir, du jour au lendemain... » Au-dedans, je suis habitée par une honte terrible, indicible, qui m'empêche d'imaginer les bribes d'une conversation ordinaire entre ma mère et ses voisins.

Au-dehors, je suis Anaïs avec sa différence, sa petite fragilité, sa manière de jouer avec la norme, de s'en accommoder. Je porte cette étiquette d'anorexique socialement acceptable, parce que valorisée. Qui n'a jamais rêvé d'être mince ? Au-dedans, cette étiquette n'a plus aucune valeur, elle est mon stigmate, mon matricule. Toute singularité est niée. Je suis comme *elles* : malade comme *elles*, prisonnière comme *elles*, dangereuse, comme *elles*.

Je me souviens de la première lettre de Nino. De son écriture en pattes de mouche, Nino me donne des nouvelles du lycée et m'envoie une sélection de livres et d'émissions de radio à écouter pour tuer le temps.

Les lettres de maman sont ponctuelles, mais détaillées. Après mon hospitalisation, ils ont investi dans un canapé en cuir dernier cri pour remplacer le vieux lit bateau du salon. À mon retour se profilent d'agréables soirées DVD ! Elle me donne des nouvelles de Bonne-Maman. Début septembre celle-ci est entrée en maison de retraite. Elle a hérité d'une chambre coquette et claire, avec une vue sur le jardin. Maman me dit qu'elle pense à moi. Bientôt elle m'écrira.

Tous les trois jours, je reçois un courrier de papa. Notre correspondance est brève, mais régulière. Il n'a pas supporté qu'un médecin tiers l'arrache à sa princesse, sa Naïska. Je suis la peau de sa peau. Il est mon Jean Valjean. Et malgré ses accents martiaux, je devine sa douleur.

Quant à Bonne-Maman, à 82 ans, elle a conservé cette écriture nette et précise de l'ancien professeur de latin. Son ton est pudique, mais son désarroi palpable. Chaque jour elle m'accompagne en prières. Elle me parle d'espoir, de rédemption. Je ne suis pas croyante, mais je m'accroche à ses orémus !

Enfin, je me souviens des échanges avec O., mon ancien psy. Nos courriers sont clandestins, mais j'ai besoin d'un ami. L'isolement me fait souffrir et les sermons du docteur C. me terrifient. O. m'écrit des mots rassurants. Je me souviens des enveloppes rose saumon, du papier en-tête, du cachet de l'hôpital...

L'hôpital... l'un des premiers mots à s'ajouter à mon vocabulaire dès l'âge de 2 ans, d'abord parce que mon père y passait le plus clair de son temps. Le matin, papa donnait sa consultation. L'après-midi, il se consacrait à ses travaux de recherche avant de prendre son tour de garde une nuit sur deux. Le week-end, cramponné au bip, il assurait le service d'astreinte et passait les dimanches à corriger ses publications. Enfin, pour combler les trous qui s'immisçaient çà et là dans son emploi du temps - et, d'un mois sur l'autre, les découverts -, il répondait aux sollicitations de grandes firmes américaines, défendait les essais cliniques en cours en matière de thrombectomie endovasculaire.

L'hôpital, c'est aussi l'endroit où, pendant plus de dix ans, nous rendîmes visite à Nany. Certains enfants allaient chez leurs grands-parents à la montagne ou à la mer. Nous, nous allions voir Nany à l'hôpital. Jamais le même. Aussi, nous faisions chaque fois de nouvelles connaissances, le personnel hospitalier redoublant d'attention envers la mère du sémillant neurologue.

Nany souffrait d'un diabète de type 2. Elle n'avait pas fait d'études et cousait tard le soir à la machine. Fille d'immigrés de la première génération, divorcée et sans ressources, elle avait élevé trois fils avec pour seule consolation le bonheur de dresser la table dominicale : nappe blanche brodée à la main, service en cristal, saladiers regorgeant de boulgour, dolmas, böreks à la viande ou au fromage, marmites de *plaki* aux éclats de piments séchés, farandoles de baklavas inondés de sirop de sucre et coupelles de halva à la cannelle. C'est auprès d'elle que s'est développée ma mémoire sensorielle - visuelle, gustative et olfactive. Il fallait observer ses gestes. Ses mains abîmées par l'arthrose avaient conservé la dextérité nécessaire pour pétrir la pâte et former les délicats raviolis qu'on appelle *manti* sur les rives de la mer Noire. Nany aurait voulu voir Istanbul, Sainte-Sophie et les joyaux de Topkapi. Elle aurait reposé son corps au soleil, trempé ses pieds dans l'eau du Bosphore. Elle voulait la vie de rêve. Elle s'en est allée triste et fanée. Un jour, papa, maman, Vladimir, Nino et moi retournerions à Istanbul, succombant à nouveau aux délices du Moyen-Orient.

J'avais 16 ans quand Nany est décédée. Je me souviens de la dernière visite en réanimation, de son corps las et intubé, de son teint cireux, de son regard agité. Devant elle, je recule, incapable de la toucher. Avant elle, c'est l'union, l'harmonie. Après elle, le désordre, l'abandon, le cœur qui sèche, les sentiments qu'on épargne, l'amour qu'on distille. Nany était mon roc, le ciment de mon enfance ; je l'ai vénérée, adorée. Il n'y avait qu'elle, pas de place pour maman ni pour Bonne-Maman. Désormais, j'allais devoir faire sans elle, ouvrir mon cœur à celles que j'avais délaissées, leur en donner les clés. Tout comme mon père, Nany m'avait mise sur un piédestal. J'étais sa princesse, sa poupée - *aghjik*, disait-elle, un mot cru, guttural, comme un cri pour désigner son unique petite-fille. Elle s'appelait Anna et sa mère Anaïd - une Arménienne aux yeux clairs et au regard froid, signe distinctif dont mon père et moi avons hérité. À l'inverse, Nany était bonne, incandescente et généreuse. Elle avait le teint mat, des yeux marron, des boucles brunes, un sourire éclatant. Elle aimait le soleil, le sable sur la plage de Saint-Raphaël, la chaleur de la Méditerranée - elle avait découvert la mer à l'âge de 40 ans. L'été, dans son petit pavillon de la banlieue lyonnaise, nous traînions au lit jusqu'à la fin du feuilleton - Victor Newman a trompé Nikki ; la suite au prochain épisode ! Nous descendions à la cuisine, où le café moussait dans la casserole en fer-blanc. Plus tard, Nany renversait la tasse dans sa soucoupe pour me lire l'avenir. Il serait grand et beau, brun de préférence et s'occuperait de moi comme d'une princesse.

J'ai idéalisé chacun des hommes que j'ai rencontrés comme j'ai idéalisé mon père avant eux. Je les ai aimés sans attente et de façon inconditionnelle. Par ego souvent, par vanité sans doute, j'ai préféré m'aveugler. L'ivresse de l'illusion, je l'ai longtemps cherchée. Voir la réalité telle qu'elle s'offrait à moi, je ne le voulais pas. Tout comme je refusais de voir mon corps changer ou de voir Nany s'en aller. Grandir, c'est accepter la réalité toute nue, oser s'y frotter, se la coller. L'idolâtrie n'est pas un refuge, mais une prison pour mystiques. L'anorexie n'est pas un bouclier, c'est une camisole... asphyxiante, paralysante.

Lyon, le 30 octobre 2006

Ma chère petite sœur,

Enfin, on peut se parler, échanger, reprendre le cours de nos discussions et en quelque sorte, le cours d'une vie mise entre parenthèses le temps de quelques semaines qui ont été sûrement pas faciles, mais qui je n'en doute pas, te laissent augurer des jours meilleurs.

Je ne vais pas t'embêter et perdre des lignes qui sont rares et chères avec des futilités, j'en utiliserai juste assez pour te dire qu'ici la vie suit son cours. J'ai repris les cours dans un nouveau lycée. Rassure-toi, tout se passe bien, je suis heureux, et j'ai plutôt bien commencé en maths. J'ai même commencé le chinois 希望 et je t'expliquerai le sens de ces caractères quand tu reviendras. L'autre soir, avec maman on est allés voir Quand j'étais chanteur, un très beau film ; je pense que t'as dû en entendre parler dans Studio... Et comme le dit la BO du film, j'espère que bientôt, ensemble, on retrouvera les paradis perdus...

Bisous, bonne chance, et à bientôt.

Nino

Pas pleurer

Nino s'est forgé une carapace. Il a érigé un mur de parpaings tout autour de sa douleur pour l'enrayer, la faire taire. Nino est hypersensible comme moi, mais il se méfie des émotions, alors il les met à distance - pour tenir, et se tenir, comme il dit. Nino est digne. Il est mon petit frère, mais veut être grand. D'ailleurs, parfois je ne sais plus lequel des deux est l'aîné. Dans la famille, Nino a une mission : nous rassembler. Avec lui, c'est le gouvernement du compromis, celui du moindre mal. Il atténue les dissensions, arbitre, sanctionne. Sa maturité m'a toujours impressionnée, son intransigeance aussi. Avec moi, il se montre exigeant, mais toujours juste. Depuis quinze ans je suis la grande sœur malade d'un petit frère vaillant, courageux et responsable. À chaque coup dur, c'est lui qui annonce les mauvaises nouvelles. Lui saura encaisser. Il ne se laissera pas envahir par ses émotions. À Nino on peut tout dire, alors que moi, on se méfie de ma sensibilité - et puis, « elle nous emmerde aussi » !

Avril 2017, un samedi. Je sors de chez Jean-Louis David, lissage baguette et carré droit. Mon téléphone sonne. C'est Nino. Il veut probablement savoir quel film nous irons voir demain. La séance de dix-sept heures à Beaugrenelle, c'est notre rituel. Une fois sur deux, je prends les places, lui le pop-corn et les deux bouteilles d'*iced tea* pêche. Aujourd'hui sa voix est hésitante et mate. Un silence s'installe. Il s'est passé quelque chose... quelque chose de grave. Livide derrière mes Wayfarer, je hurle :

— Quoi ? Qu'est-ce qui se passe ? Dis-moi !

— Je vais te le dire, mais tu dois pas pleurer, d'accord ? On va pas pleurer, parce que y'a pas à pleurer.

— D'accord, Nino, je vais essayer, mais fais vite. Et puis je peux rien te promettre. Allez, dis-moi.

Nino respire un grand coup, s'éclaircit la voix et se lance avec aplomb :

— C'est Vladimir. Un accident de moto. Une sortie de route. Il a déconné.

Il me parle d'un hélico. Rapatrié. Coma. Mon frère aîné est dans le coma ! Papa est à son chevet. On attend son pronostic. Il dit qu'il me rappelle, qu'on aura des nouvelles très vite. Il faut attendre et surtout, surtout pas pleurer.

Dans la famille, la maladie, on vit avec. Victime ou dommage collatéral, on se protège comme on peut. On a le sens de l'euphémisme. Maman se souviendra de Saint-Vincent-de-Paul comme de l'année où j'étais *fatiguée.* 2007 c'est *l'année de rien* : pas celle de l'hospitalisation, pas celle des ordonnances de Lysanxia, des Stilnox en pagaille, des réveils cotonneux, des après-midi d'errance, des heures interminables à attendre un signe, une main tendue. Non. On effacera tout quitte à friser l'amnésie. On se racontera des histoires, de jolis mensonges pour sauver les apparences, préserver ceux qu'on aime. Aux curieux qui s'inquiéteront de la longévité de mon cursus en prépa – « Ta sœur, elle avait pas un an d'avance ? » –, Vlad dira que j'ai cubé. Jamais plus je ne convoquerai le souvenir de cette *mésaventure* avec papa.

Dans ma famille, on jongle avec les tabous : la maladie, la drogue, le sexe. Parler de sexe à ses enfants, c'est d'abord leur parler du sida, de l'usage d'une boîte de capotes avant l'été, des premières règles. C'est parler contraception, attouchement, harcèlement. Tout ce qui m'est arrivé, je l'ai découvert seule. Ma mère a exercé comme infirmière en réanimation à l'hôpital de l'Hôtel-Dieu. Dans les années 1990, des patients séropositifs, elle en a vu par centaines. C'est dans ce même hôpital que je me rendrai seule à l'âge de 18 ans faire un test de dépistage pour cause de rapport sexuel non protégé avec un homme dont j'ignorais le numéro, et surtout le nombre de partenaires. À cette époque, je suis en première année d'hypokhâgne. Julien n'est qu'un passant dans mon existence, mais j'en suis tombée raide dingue. Entre nous, il n'y a pas d'histoire, rien que des moments à saisir – moments d'égarement, de fougue –, un fantasme à assouvir. À la veille d'un concours blanc, après une khôlle de lettres, entre deux chapitres des *Liaisons...*, je corne la page, referme le livre et rejoins Julien, qui m'attend en bas. Julien déteste les capotes, tant pis pour les MST. Au lycée on a parlé de la pilule du lendemain. Sans contraception, j'aurai recours à cette solution d'urgence. Un an plus tard, à la veille de mon installation à Paris, je demanderai à mère le numéro de son gynécologue pour obtenir une première consultation. La pilule ? Jamais elle ne m'en avait parlé.

Chez nous, on attend l'ultimatum, la phase terminale pour se livrer, quand la douleur est trop forte, quand l'angoisse et l'attente deviennent insupportables. Arrivé au stade d'extrême urgence, il n'y a plus de tabous, plus de morale. Alors les digues tombent, et malgré la souffrance, on fait tous un grand pas... Ses ennuis de santé, papa nous les a souvent cachés. Maman est dans la confidence, mais ne cède rien. Elle non plus ne doit pas pleurer. Un jour c'est papa qui fend l'armure.

Mars 2021, mon père est hospitalisé pour cause d'ulcère à l'estomac. Les résultats se font attendre. On redoute un cancer. Papa est surmené. Après une année de gestion de crise sanitaire au sein d'un service d'urgence, il décompense. Depuis sa chambre d'hôpital, il saisit son téléphone. Il est vingt et une heures. Je déambule sur les quais de Seine avec mon terrier brésilien. Papa a trop de soucis, il voudrait faire une pause, raccrocher. Il n'a pas l'air anxieux. On lui a administré, à l'heure du dîner, un cocktail à base de mélatonine et d'antidépresseurs. Je lui suggère d'essayer le CBD et d'autres substances plus ou moins licites.

— T'y vas mollo avec ça, hein, tu peux cramer tes neurones. Et puis arrête la clope, tu sais bien qu'avec la pilule, tu risques un AVC. Attention en traversant.

— Oui, papa. Promis. Prends soin de toi, papa.

Aujourd'hui mes parents et moi parlons d'égal à égal. La réalité m'a vaccinée. Ils savent que je ne m'effondrai pas au prochain aléa.

Vlad aussi affiche un sacré palmarès. Les accidents de moto, les chutes de vélo, les sorties de route, il les enchaîne comme un cascadeur. Je l'écoute compter et raconter ses faits d'armes. Il teste ses limites, joue avec le feu. Pour se faire du mal, se mettre à l'épreuve, il fait avec ce qu'il a : le moteur 2T de sa KTM, le compteur de son Audi A3, les vitesses de son VTT cross-country, les ornières. Tomber, s'enliser. Quand Vlad est à terre, toute la famille est en deuil. Impossible. Impensable. Vlad le Golgoth. Vlad mon roc, mon phare, mon garde-fou. J'ai appris à regarder Vlad, à l'écouter, à lire les fêlures derrière les traits affûtés, les cicatrices, la solitude dans son regard vert. J'ai appris à saisir la beauté, la complexité des hématomes. Dans *Rupture(s)*, Claire Marin décrit la colère comme « la marque de la maladie en moi ». La colère de Vlad est sourde, violente. À sa façon, lui aussi s'anesthésie.

Tu n'es pas resté

Un après-midi on m'annonce la visite de papa.

Ça fait bientôt trois mois qu'on ne s'est pas vus. Je te guette avec impatience et appréhension. J'ai peur d'être gauche, de ne pas trouver les mots. Pire encore, j'ai peur d'être orgueilleuse ou insolente. Comme toujours, je me donnerai un mal fou pour minimiser les choses, tenter de te rassurer. J'ai peur d'en dire trop ou pas assez, peur de te faire mal. De toute façon, c'est déjà fait.

Je te revois assis sur le lit. C'est la fin de l'été. Je revois la petite chambre azure sous les combles, le chevalet, *La Dame aux camélias*, la couette Ikea bleu nuit et, dans tes mains, mes poignets chétifs. Tu m'assures qu'on va s'en sortir. Quelques mois plus tôt, dans la nuit du 24 au 25 décembre, tu as été transporté en urgence à l'hôpital : une crise de colique néphrétique aiguë, brutale, en réaction au diagnostic du docteur C. Ta fille de 16 ans est anorexique. Il va falloir l'avaler.

Il est quinze heures. Je te retrouve dans le hall d'entrée. J'aimerais t'étreindre, tu voudrais m'enlacer. Mais ce n'est pas possible, il est trop tôt. Nous ne sommes pas prêts. Tu m'examines. Je te souris, mutine. Comment a-t-on fait pour en arriver là ? Et si tout ceci n'était qu'une blague ? Une mascarade ? Le temps de visite nous est compté. Nous nous acheminons vers le parc. Tu portes un blouson de cuir marron, ton casque de moto à la main. D'habitude, c'est toi qui me sors des galères, m'arrache aux plans foireux.

Juillet 2001, j'ai 12 ans. Maman m'a envoyée en camp scout. Voilà une semaine que nous dormons sous la tente et nous sustentons de conserves achetées en gros. Nous revenons de deux jours de raid dans les sentiers lozériens, sans GPS ni 4G. Peu avant mon départ, tu m'as offert mon tout premier cellulaire : un Nokia 8110 ou *banana phone* pour les amateurs de pièces vintage. Au camp comme à la clinique, les téléphones portables sont prohibés. Le soir avant la veillée, à quelques mètres du feu, je compose le numéro de l'hôpital. Tu décroches. J'ai des trémolos dans la gorge en évoquant le bruit des gamelles en alu, le tintement des gourdes, l'éclat tranchant des lames d'opinels. Malheureusement quelqu'un m'a vue. Un jeune scout a trahi sa promesse et m'a dénoncée. En rage, le chef de camp me somme de lui remettre mon téléphone. J'obtiens un sursis et compose à nouveau le numéro de l'hôpital. Dans deux jours, je serai loin d'ici.

18 juillet 2001, il est treize heures. Tandis que la troupe dit son bénédicité avant le service du déjeuner, un break aux vitres fumées se gare en double file. Tu en sors tendu, irrité. Il faut plier bagage. Sans adieu ni merci, nous nous sommes fait la malle. Toi et moi nous serons déserteurs. Tant pis pour Dieu et pour l'Église, tant pis pour la patrie !

L'épisode du *banana phone* confisqué a mis un terme à mon éducation religieuse. Très vite, les missels et carnets de chants scouts sont remplacés par une somme de lectures profanes sélectionnées par tes soins : *La Religieuse*, *J'irai cracher sur vos tombes*, le *Traité sur la tolérance*... Depuis je n'ai plus foutu les pieds dans une église si ce n'est à des fins touristiques : à Reims pour admirer les vitraux de Marc Chagall, ou à Barcelone pour apprécier l'œuvre d'Antoni Gaudí. En outre, je n'ai vu dans l'incendie de Notre-Dame en avril 2019 qu'une occasion inédite de relire la fresque médiévale de Victor Hugo.

Après avoir erré au hasard des saules pleureurs, nous faisons une halte sur le petit banc blanc baigné de soleil. Tu sors un paquet de cigarettes de ton blouson, ôtes tes lunettes teintées rectangulaires et, de tes doigts rongés, retires le filtre de ta Marlboro. Juste avant la première bouffée, tu me glisses d'une voix enrouée :

— Bon, c'est fini maintenant. Bientôt tout ça sera derrière toi.

S'il avait su... Mon Dieu, s'il avait su qu'il me faudrait quinze ans, deux semaines et trois jours pour entrevoir la promesse d'une guérison ! Quinze ans de torpeur, de mensonges et de luttes intestines pour obtenir un diagnostic éclairé et retrouver l'espérance sur mon chemin de croix !

Papa cherchait toujours à déjouer le temps et ses pronostics. Fervent lecteur de *Jacques le Fataliste*, il ne s'était jamais résigné. La crainte du déterminisme social l'avait conduit à renoncer à son milieu, à la tentation communautaire et à ses horizons étroits. Il s'était hissé seul au firmament d'une carrière hospitalière pour imposer son patronyme barbare au fronton de la faculté de médecine. Élevés dans la certitude que nous pouvions forcer le destin, Vladimir, Nino et moi étions le fruit de projections multiples : celles de nos parents, de nos professeurs, et puis les nôtres. En somme, notre avenir était programmable.

Les efforts entrepris par papa pour s'extirper du néant, il faut les poursuivre sur deux, trois générations au minimum. Une première S redoublée, un baccalauréat au rattrapage, et c'est le chaos. Nous n'avons pas le droit à l'erreur, pas le temps de douter, ni même de questionner notre modèle éducatif. Nous devons plier, obtempérer, « cravacher », comme dit papa. Alors nous ne perdons pas une minute. L'été, nous dévorons le programme scolaire de l'année suivante, les cahiers de vacances, on les achète en triple. Avant mon entrée en hypokhâgne, ma bibliothèque est déjà pleine à craquer. Papa dit que travailler ses langues, c'est important. Il m'apprend l'anglais avant d'entrer en sixième. À la campagne, sur la terrasse, j'apprends par cœur les paroles des chansons des Beatles : *Hey Jude*, *The Fool on the Hill*, *She's Leaving Home*... Lorsqu'il part en voyage, en congrès à l'étranger, papa arpente, entre deux conférences, les galeries et les musées. De Washington, il me rapporte des cartes postales de la Phillips Collection : Picasso, *La Chambre bleue*. Du Metropolitan, il m'adresse une reproduction en 10 x 15 des *Cyprès*. À son retour, il me raconte la vie du peintre hollandais : la clinique, le docteur Gachet, Théo et Saint-Rémy-de-Provence. Je consignerai religieusement chacune de ces cartes postales dans un classeur d'écolière à spirales vertes. Maman l'a conservé dans ma chambre d'enfant. Je le feuillette parfois comme un rituel. Papa m'a légué un trésor : son amour des arts, des lettres, une curiosité intarissable, cette soif inextinguible de tout comprendre, de tout embrasser.

L'anorexie, orientée socialement, trouve en moi un terreau favorable. L'élévation des goûts, des pratiques sociales et culturelles, va de pair avec un travail sur soi, une prise en main drastique. Il faut corriger sa nature à coups d'artifices, gommer les courbes, les imperfections, lisser les bourrelets, resserrer la bride pour atteindre un idéal de beauté, de perfection, non plus considéré comme une donnée, mais comme une conquête, écrit l'historien Georges Vigarello dans son *Histoire de la beauté.*

Pour mes 9 ans, papa m'avait offert un week-end à Paris : rien que lui et moi, ma première visite de la capitale ! Arrivés au pied de la tour Eiffel, constatant avec aversion l'étendue de la file d'attente, papa avait chaussé ses verres teintés, emprunté son plus bel accent et joué les touristes américains pour court-circuiter la queue. Un avion l'attendait au Bourget dans quelques heures, direction New York. Avant cela, il avait promis à sa fille une escapade au sommet de la dame de fer - peu importait la légitimité du passe-droit. Il y avait chez lui comme chez moi, cette urgence de vivre, de faire, d'accomplir. Papa ignorait la signification du verbe « attendre ». Il me fallut des années pour l'assimiler.

Après la dernière bouffée, tu as remis tes lunettes et fait demi-tour les épaules voûtées. J'aurais voulu te garder, pour t'expliquer, te rassurer. Tu as éteint ta cigarette et tu n'es pas resté.

Mélusine & Géromine

Les filles de Saint-Vincent-de-Paul viennent des quatre coins de la région. Quelle que soit leur origine, la maladie frappe sans distinction. Chaque cas est unique. Pas d'archétype, pas de schéma, si ce n'est celui de la désespérance qui conduit à la plus grande bonté ou à la plus sévère des cruautés. On est archange ou démon, Blanche-Neige ou Cruella, Mélusine ou Géromine.

Mélusine appartient à la première catégorie. Elle a hérité d'un physique ingrat, qui, ajouté à son hyperphagie, lui donne une allure monstrueuse. Tel Quasimodo reclus dans sa tour, elle s'est murée dans les étages de Saint-Vincent-de-Paul. Elle cache sa laideur derrière une imposante crinière rousse, une peau laiteuse et un décolleté plongeant. De prime abord, elle passe pour une créature sauvage et fruste. Assise en tailleur sur le banc installé le long du corridor, jamais très loin du cendrier qui accueille les vestiges de cigarettes qu'elle roule puis écrase à longueur de journée, elle s'esclaffe parfois d'une voix rocailleuse. Et si vous croisez son œil de Gorgone, d'un regard elle vous pétrifie. En d'autres temps, on l'aurait condamnée pour crime de sorcellerie tant la stryge est effrayante. Mais pour qui sait l'apprivoiser, Mélusine est douce et rieuse. Elle est de celles qui, par leur camaraderie, vous aident à traverser les heures sombres remplies d'ennui. Elle puise dans ses souvenirs pour distraire la galerie d'anecdotes savoureuses. Elle est à la fois triste et joyeuse, silencieuse et volubile, fillette et nourrice.

Dans sa diagonale, à l'extrémité sud du corridor, se tient une créature d'un autre genre, blonde, filiforme, pour ne pas dire cadavérique. Géromine et ses longues jambes occupent toute la surface de la banquette, territoire qu'elle défend avec vigueur devant la foule des assaillantes. Nulle n'a droit de cité le long des trois mètres carrés de cuir sur lesquels elle s'affale. On la dit noble, aristo. On prononce son patronyme du bout des lèvres quand elle a le dos tourné. Fille d'un éminent médecin, elle n'en est pas à son premier séjour à Saint-Vincent-de-Paul. Dans son cas, on ne parle plus de rechute mais de récidive. L'après-midi, on l'entend vomir dans les douches. Le charme maléfique de Géromine opère chaque soir avant le dîner lorsqu'elle toise les pauvres pénitentes de son regard bleu et froid. À la minute où le repas est servi, elle se lève de la banquette pour faire claquer ses lourds sabots sur le carrelage en céramique qui mène au réfectoire : première à s'asseoir, dernière à quitter la table. Je me souviens de sa voix grave et sinistre quand elle s'adressait à ses voisines. Chez elle, tout sonnait faux. Consciente cependant de l'effet qu'elle produisait sur l'assistance, elle multipliait les provocations, cultivant sa légende. À chaque institution, sa renommée. L'asile de Montfavet avait accueilli Camille Claudel, Saint-Vincent-de-Paul aurait sa Géromine !

Géromine appartient à ce groupe de patientes dites « anorexiques difficiles », qui se distinguent par une résistance « anormalement longue » à la prise en charge thérapeutique. D'après le témoignage de soignants spécialistes des TCA, « ce sont celles qui [les] mettent en difficulté dans [leur] fonction de soignant[2] ». Leur comportement se caractérise par un « refus des soins, ou acceptation apparente, avec un état somatique préoccupant[3] ».

Le long du corridor, le dimanche après-midi, entre seize heures et dix-huit heures, on croise aussi Mathilde. Elle tue le temps en grattant à la guitare les accords mélancoliques d'une chanson de Renaud. Ils sont tous là : Manu, Pierrot, Car-en-sac et Minto. On se laisse aller, on fredonne, parfois on pleure. Mathilde a les yeux noirs et les dents du bonheur. Elle vient d'obtenir son BAFA et porte des bandanas de couleurs. Elle croit qu'ici, c'est la colo, qu'à la fin du séjour, on s'écrira, qu'on se donnera des nouvelles en se disant à l'année prochaine. Mélusine et elle font des plans ; elles se racontent des histoires. On en oublierait presque qu'on est malade, qu'on a dû quitter l'école, qu'on a tiré un trait sur tout ce qui nous était le plus cher : parents, copines, amoureux, lecteurs MP3, séries télé, fringues, jusqu'aux tubes de mascara !

Le lundi et le mercredi, on fait la queue le long du corridor en attendant la consultation du docteur C. On a 12, 15, 18, 34 ou 42 ans. On est petite, boulotte, obèse ou malingre. On s'appelle Françoise, Margaux, Cathy, Salima, Ludivine, Sandrine, Mathilde, Géromine ou Mélusine.

---

2. M. Darmon, *Devenir anorexique : une approche sociologique*, Paris, La Découverte, 2008.

3. *Ibid.*

Un dimanche après-midi, je reçois la visite de Vladimir. Nous empruntons le corridor qui mène à l'entrée principale. Au cours de cet itinéraire sordide, Vlad contemple leur visage, croise leur regard, tutoie leur détresse. Il ne comprend pas comment j'en suis arrivée là.

« À les voir, elles avaient toutes l'air plus folles que toi », m'a-t-il confié des années après mon séjour à Saint-Vincent-de-Paul. À l'annonce de mon hospitalisation, il s'était précipité dans ma chambre en pleine nuit pour me serrer dans ses bras. Pour la première fois, je l'avais vu pleurer. Cette nuit-là, j'avais compris qu'il m'aimait. Et malgré l'écart qui se creusait entre nous, j'avais pris conscience du lien inaltérable qui nous unissait.

280™

À l'approche de Noël, le docteur C. décrète ma remise en liberté. J'ai atteint mon poids de forme sans effort ni mérite. Celui-ci revient entièrement aux quatre mois d'inertie et aux cocktails de psychotropes que l'on m'administrait quotidiennement. Ma sortie est programmée pour la mi-décembre. Le compte rendu est clair : puisque j'ai renoncé à faire de mon corps une arme de destruction massive, je peux - sous conditions - libérer l'un des lits convoités du service d'hospitalisation longue durée. Après un an d'aménorrhée, mes règles, elles aussi, sont revenues, raison supplémentaire pour mettre un terme à ma retraite sous sédatifs. Je quitte les lieux comme j'y suis entrée, sans préavis, feuille de route, ni calendrier.

Les premières semaines sont empreintes d'une liesse totale. Il faut imaginer le bonheur d'une mère embrassant sa progéniture après des mois d'incarcération. Toutefois, l'horizon 2007 s'annonce contrarié. Livrée à moi-même, déscolarisée, je dois attendre neuf mois avant d'entrer en hypokhâgne. Une éternité à l'échelle d'une vie d'adolescent ! Pour tuer le temps, je m'inscris en auditrice libre en licence de philosophie. Trois heures par semaine, j'arpente le grand amphithéâtre et m'installe au dernier rang pour assister aux cours magistraux de première année. Préférant mon perchoir à la foule des retraités, chômeurs et déçus du baccalauréat dont regorge l'amphi, je noircis des pages de notes, mécaniquement. Pour les curieux qui m'interrogent, j'ai changé d'orientation, laissant derrière moi la prépa et son lot de contraintes. Je suis résolue à vivre et à m'éclater, qu'importent les vœux qu'a formulés papa. L'ado rebelle se révèle enfin, expédiant contre toute attente dictionnaires de latin-grec, précis de grammaire italienne et blocs de fiches Bristol.

À l'issue du premier trimestre, en l'absence d'examen et de contrôle continu, je me retrouve aussi démunie qu'un littéraire en terminale S. À la maison, je me lève après tout le monde pour allumer dès neuf heures ma cafetière et France Inter, deux attributs indissociables du futur khâgneux. Je traîne des heures dans la cuisine entre deux chroniques, me ressers une tasse de café en tournant les pages du *Figaro*. S'ensuivent de longues minutes sous la douche brûlante. Puis je m'habille, contemple mon reflet dans le miroir, inspecte mes courbes et le creux de mes hanches, attache mes cheveux mi-longs en catogan. J'enfile ma veste blanche trois-quarts devenue trop étroite, puis j'emprunte la direction du parc en serrant contre moi la laisse de mon Cavalier King Charles. Quelquefois, Nino rentre déjeuner. Sa compagnie illumine ma journée d'un halo d'espérance. Bientôt je retrouverai le chemin du lycée. En attendant, je suis désœuvrée. Et, l'esprit humain ayant horreur du vide, je me mets en quête d'une nouvelle occupation. Je fais le tour des agences d'intérim, dépose des dizaines de petites annonces à la boulangerie du quartier. Garde d'enfants, aide à domicile, heures de repassage, j'ai tout envisagé. Toutefois, redoutant d'avoir à vider les poubelles de mes voisins de palier, je décide d'élargir le champ de mes recherches.

Après avoir déposé ma candidature dans les restaurants McDonald's des environs, je suis rappelée par la direction des ressources humaines. On me propose un poste d'équipier rémunéré au SMIC sur la base d'un forfait de vingt-cinq heures hebdomadaires, réparties entre le mardi et le dimanche. Dès le lendemain j'accepte la proposition et ouvre la caisse numéro 6 du premier restaurant McDonald's de la région. On a mis les plus jolies filles aux avant-postes. J'échangerais volontiers mon rôle de première de caisse contre celui de commis, préposée à la découpe des tomates en rondelles ou à la mise en place des cheeseburgers. Hélas ! j'ai hérité du pire job. Il s'agit d'enregistrer un maximum de commandes en un temps record. En l'espace de quelques semaines, je perds tous les kilos pris à Saint-Vincent-de-Paul et plus question d'avaler mon demi-Lexo entre deux *shifts.* Vers quatorze heures trente, la direction nous octroie une pause syndicale de trente-cinq minutes, le temps de retirer l'uniforme d'équipier et de grimper sur le toit du centre commercial griller une cigarette. Nous emportons un sandwich de notre choix, avantage substantiel accordé aux travailleurs de la malbouffe. J'opte généralement pour un 280™. Vendu moins de cinq euros en sandwich seul, celui-ci se compose dans l'ordre de deux tranches de pain ciabatta, ketchup, oignons, tomates, cheddar fondu, steak haché 100 % pur bœuf et emmental fondu. Un carnage à 775 calories, soit 39 % des apports quotidiens recommandés. Malgré cela, mon poids est en chute libre. Le déni poursuit son œuvre et je suis aux premières loges.

Cet épisode au cœur de la malbouffe mondialisée vient clore celui d'une défaite annoncée : celle de ces quatre mois d'isolement à Saint-Vincent-de-Paul, les effets de l'isolement thérapeutique étant limités dans le temps. À ma sortie, sans repères alimentaires, j'ignorais si je mangeais trop ou pas assez. Dans le doute, j'ai opté pour le « pas assez ». Ça au moins, je connaissais. Au fil des semaines, je suis donc progressivement retombée dans mes travers.

En arrivant à la clinique, on dépose son téléphone portable et ses effets personnels dans un coffre fermé à clé. En sortant, on les récupère, tous : hyperactivité, prise de laxatifs et contrôle du poids.

En juillet 2017, je pèse 45 kilos. Je glisse doucement sous le regard en peine de mes parents. Maman m'a offert une robe à bretelles fines en satin pour le mariage de Phil et Naomi. Elle dit que c'est le jour et la nuit. Le maquillage, les strass, le carré court qu'elle aime tant, les boucles turquoise qui étincellent sur mon teint mat :

— On ne voit que tes yeux.

C'est l'été. Ce soir on dansera. Un magnum de G.H. Mumm, un standard d'Aznavour. On s'embrassera, ivres morts. *Nabuchodonosor.* On s'époumonera. *Camarade. La Mamma.*

Je prierai pour qu'elle s'en aille, juste un soir, juste une fois. Pour qu'elle me foute la paix, ou plutôt qu'elle me la rende. Qu'elle me rende tout ce qu'elle m'a volé : la joie, l'espoir, une lumière, celle des lendemains, la lumière des jours d'après. Le réveil sera plus âpre. Je sentirai la lourdeur de mes jambes frêles, une pâleur sinistre viendra recouvrir mes joues creuses. Je cacherai mes cernes derrière de grosses lunettes mouchetées, traînerai ma silhouette vacillante jusqu'à la table du petit-déjeuner et prendrai place devant ma mère occupée à beurrer son pain noir. Elle devait en manger encore longtemps.

En face d'elle, j'arbore une mine affectée. Il est onze heures. Au cours des trois prochaines heures, je devrai lutter contre la tentation des œufs brouillés au bacon, du jambon à la truffe, des viennoiseries tout droit sorties du four et des pancakes au sirop d'érable. Je me contente d'un café noir et d'un fromage blanc, picore quelques fruits - sans doute des fraises et des myrtilles. Je mange lentement. J'ai tout mon temps. En face de moi, je la vois qui s'invective. Elle me foudroie de son regard vert émeraude. Enfin, elle se réveille. Elle comprend que l'hospitalisation est un échec, que j'ai régressé. Après la dernière cuillère, je me lève pour quitter la table et je rejoins les enfants qui gambadent dans le pré. Je me sens seule. Seule avec elle. Prisonnière. Elle et moi, c'est pour la vie. C'est elle qui gouverne, moi j'obéis.

Après avoir interrompu toute forme d'activité physique et sportive pendant un an, je décide de remettre mon corps à l'épreuve. Maman m'obtient un poste d'ASH dans un établissement d'hébergement pour personnes âgées dépendantes (EHPAD) lyonnais pour que je me fasse un peu d'argent. Au contact de résidents déments pour les uns, grabataires pour les autres, je récure, vide les poubelles, astique, sers les plateaux-repas. Je porte une blouse jaune canari et une paire de Converse noire. C'est moi qui soigne à défaut de me soigner. Au terme de quatre semaines éreintantes qui auront vu mon poids dangereusement dégringoler, je prends un billet d'avion et m'envole pour la Crète. Je rejoins un groupe de marcheurs pour une randonnée de dix jours autour de l'île. Je trouve sans mal une place au sein du groupe. Je suis celle qu'on attend - pas sur les sentiers crétois, mes muscles ayant retrouvé toute leur vigueur, mais à table. Le soir, au dîner, je finis mon assiette après tout le monde, alors les regards se braquent. Inquiets peut-être, mais bienveillants... Je mange lentement. Je me dépense, je trouve un équilibre. Je vomis le premier pita gyros, mais savoure le tzatziki comme le yaourt au miel. Je m'éloigne du danger, mais j'avance sur une crête, m'installe dans la maigreur, cette carapace identitaire renforcée par le regard que les autres portent sur moi. J'aimerais croire que cette escapade grecque marque un tournant. Mais si ce n'était qu'une trêve, qu'une chimère... ?

Dans son ouvrage *Hors de moi*, Claire Marin aborde la périlleuse et délicate question de la rémission. Pour l'auteur, « la rémission n'est pas le repos, c'est le début d'un nouveau combat avec le risque calculé d'une rechute ».

Orgueilleuse, j'ai voulu guérir trop vite ou du moins m'en persuader. Je pensais avoir fait le plus dur en claquant la porte de Saint-Vincent-de-Paul. Je me trompais. Les années qui suivirent devaient me réserver le pire : exister en silence, vivre à moitié, de jour comme de nuit dans la pleine conscience de la maladie.

DEUXIÈME PARTIE

« Tout va s'arranger, c'est faux, je sais qu'tu sais
Des fois j'saurai plus trop quoi dire, mais j'pourrai toujours écouter
Tout va pas changer, enfin, sauf si tu l'fais
Quand t'as l'désert à traverser, il y a rien à faire, sauf d'avancer... »

Orelsan,
« Jour meilleur », Civilisation, *2021*

Hypokhâgne

Il est sept heures quarante-cinq. Par ce lundi ensoleillé du mois septembre, Maman fait quelques pas avec moi le long de l'avenue Foch avant de me lâcher la main. Elle m'adresse un regard doux et imbibé dans lequel se mêlent soulagement, confiance et espérance. Je vais reprendre la route là où je l'ai laissée. Moins fragile à défaut d'être plus forte : c'est déjà ça. Les cheveux lisses relevés en chignon, je porte un jean skinny taille haute et des bottines. De grosses larmes roulent sur mes joues pâles. Maman me dit de ne pas pleurer. À mon tour de vivre, à mon tour de grandir ; dans un an, dix-huit mois tout au plus, j'aurai quitté la maison. Cette rentrée, c'est ma chance, je ne dois surtout pas la laisser passer !

Ma mère m'a donné la vie un matin de janvier 1989. Dix-huit ans plus tard, elle me la rend. Saint-Vincent-de-Paul m'a broyée. Au sortir de la clinique, je ne me reconnais ni dans les miroirs ni dans le regard de ceux qui m'ont aimée. Je suis hébétée, sidérée. Maman dira qu'à cette époque, j'étais dans le brouillard. En perdant ma carapace d'anorexique, cette enveloppe corporelle qui d'emblée me définissait, j'ai perdu les repères factices sur lesquels a poussé cette personnalité préfabriquée. Devant ce raz-de-marée, comment ne pas se laisser engloutir ? Je surnage. Maman refuse de me voir couler une seconde fois. Je suis pourtant au bord du précipice, prête à sombrer dans les abysses.

Ma mère n'a jamais triché avec son corps ou avec son apparence. Femme droite, authentique et intègre, elle se moque des artifices et du temps qui passe. Du haut de son mètre soixante-quatorze, elle me toise de son regard vert et pénétrant. Sa chevelure brune lui donne ce quelque chose de sévère, d'intimidant. Ma mère s'exprime d'une voix sentencieuse et grave. Elle rit peu. Elle observe, juge et sanctionne. D'un caractère autoritaire et orgueilleux, elle ne tolère aucun laisser-aller, aucun renoncement. Sa silhouette est imposante ; la mienne chétive. Je cale mon pas dans le sien, décidé, énergique, abrupt aussi. Chez elle, rien n'est feint, il n'y a ni posture ni calcul. Chez moi, tout est construit, j'use des fards et des ornements pour corriger ma nature.

Dans son *Histoire de la beauté*, Georges Vigarello interroge la relation que celle-ci entretient avec l'artifice, invoquant la thèse de La Rochefoucauld : « [O]n plaît à proportion de ce qu'on suit l'air, les tons, les manières et les sentiments qui conviennent à notre état et à notre figure, et on déplaît à proportion de ce qu'on s'en éloigne. » Une définition de la beauté se trouverait dans l'harmonie espérée, souhaitable, entre le corps et la psyché, l'apparence et l'essence, entre le dedans et le dehors. Ma mère était belle et j'étais laide ; elle était aimable aux yeux de tous et j'étais détestable.

J'intègre l'une des deux classes d'hypokhâgne A/L du lycée Édouard Herriot. Nino, lui, entre en classe de première. Nous nous croiserons tous les jours. Un regard au sortir d'une khôlle de lettres, un baiser du bout des lèvres à l'interclasse, un éclat de rire dans la salle voisine... Mes journées pourtant studieuses sont ponctuées d'insouciants interludes. Nino veille sur moi comme on veille sur un trésor. D'instinct, il détecte les signes de l'anxiété, prévient les drames, neutralise les peurs. Il est ma petite boussole. Il lit sur mes lèvres et dans mon cœur. Lui seul sait déceler mon inconfort et mes chagrins. Et quand il me bouscule, la houle et les roulis se dissipent.

Outre la peur de grossir inhérente à l'anorexie mentale, la maigreur me fascine, elle m'aimante. Je voue un culte à Giacometti ; l'*Homme qui marche*, les *Femmes de Venise* incarnent pour moi des symboles de perfection, bien plus que *Le Baiser* charnel et tout en courbe de Rodin. Ce tropisme a toujours guidé ma pratique artistique, autant que mes choix vestimentaires. Été comme hiver, j'arbore un style androgyne, porte des parfums unisexes. Le noir, le gris et le blanc sont mes couleurs. Pas d'imprimés ni de fioritures. J'aime les traits cursifs, les intérieurs épurés, les designs minimalistes. Et mon goût pour le dénuement, cette attirance envers les lignes claires, les corps dépouillés, nus, sans enrobage ni superflu, oriente malgré moi chacun de mes choix affectifs, relationnels et amicaux.

J'ai rencontré Héléna un peu après la rentrée. Elle s'est très vite fait remarquer. Grande, blonde platine, les pommettes hautes et les épaules saillantes, elle fumait des cigarettes Vogue du bout de ses longs doigts. Avec sa taille fine et ses mensurations parfaites, sa poitrine ferme et ses mollets galbés, on aurait dit une princesse russe. D'ailleurs, elle revendiquait avec force patriotisme ses racines slaves.

Elle avait l'allure des filles en une des magazines, mais jurait comme un charretier. Et lorsqu'elle souriait, ses deux fossettes s'animaient pour révéler un caractère à la fois tendre et espiègle. À 18 ans, son entrée en hypokhâgne relevait plus d'un gros coup de bluff que d'une préparation acharnée et, contrairement à l'immense majorité de mes camarades de classe, elle paraissait dénuée d'ambition. Si la rivalité me liait exclusivement aux premiers, une certaine familiarité teintée d'orientalisme me rapprochait d'Héléna.

Nous fîmes connaissance par le biais d'une amie. J'étais subjuguée par sa beauté et son aplomb me fascinait. Héléna incarnait cet idéal de liberté et d'accomplissement auquel j'aspirais. Elle avait le courage de ses frivolités, assumait ses vices, célébrait ses vertus. Elle vénérait sa mère, Notre-Dame de Vladimir et la vodka Imperia, portait l'ouchanka en hiver et un trench Burberry à la mi-saison. Chaque vendredi à l'heure du déjeuner, nous quittions le lycée à la hâte pour nous assurer une place de choix dans l'une des sandwicheries branchées du quartier. Nous troquions le jambon beurre cornichon pour un bagel au *cream cheese* à la new-yorkaise accompagné d'une bière pression pour elle et d'un coca-cola light pour moi, addiction que je cultivais religieusement, après les clopes, le Lexomil en baguette et les romans de Michel Houellebecq.

Héléna m'enviait autant que je l'enviais. Elle était blonde, j'étais brune. Ses yeux étaient noisette, les miens bleus. Elle disait son père avocat, le mien était médecin. Elle était fille unique, nous étions trois. Ses grands-parents vivaient en Russie, les miens avaient fui la Turquie ottomane. Elle buvait et j'étais sobre. Elle était convoitée et j'étais seule. Ce jeu dangereux devait se poursuivre bien au-delà de nos années d'étudiantes, lorsque, une fois installées à Paris, nous ne cessions de comparer nos plans de carrière, nos fiches de paye, fringues, sacs, amis, amours, jusqu'aux kilos en trop qui nous obnubilaient. Je maigrissais quand elle enflait et m'empâtais lorsqu'elle fondait, au gré des saisons et des orages, des ruptures et des verres de rosé.

Héléna venait d'obtenir son diplôme de journaliste. Elle affichait fièrement sa carte de presse en la tirant de son portefeuille Gucci. Elle n'avait pas d'argent, mais jouissait d'un statut enviable. Aussitôt diplômée, elle s'était entichée d'un fils à maman à peine plus âgé qu'elle, jaloux, pleutre et bien incapable de voir au-delà de sa moustache pubère. Je me demandais ce qu'une fille comme elle foutait avec un imbécile pareil, dans le genre parvenu, nonchalant et bien trop ambitieux pour ses maigres talents. Héléna m'avait déçue. À l'observer, je compris qu'elle aimait plaire et se nourrissait d'attention. Faute de mieux, elle avait succombé aux sérénades du premier venu, auquel elle s'agrippait comme une huître à son rocher. Étonnamment, il exerçait sur elle un empire effroyable. Sa jalousie était le gage de son amour. Il la lui laissait en garantie. Au fil des mois sa joie s'était mue en une mélancolie fiévreuse. Nous nous retrouvions chaque vendredi à la terrasse du Pinocchio. Profitant des happy hours, elle commandait d'emblée deux verres de chablis au garçon de café ahuri, opération qu'elle renouvelait toutes les heures.

Un soir, j'invitai Héléna à partager avec moi une demi-bouteille de monbazillac. Constatant avec déception la modeste capacité de la bouteille, elle tira de son sac de courses une brique de vin de cuisine avec laquelle elle se rinça la gorge après avoir englouti son verre de mœlleux. Je compris qu'il fallait que je m'éloigne d'elle. Je ne répondrai plus à ses messages ni à ses appels. Je ne lui donnerai pas d'explication. J'étais résolue à m'affranchir des relations à problèmes, qui m'attiraient presque magnétiquement depuis mes 15 ans.

« L'obsession du bon »

Chaque semaine, pendant mes deux années en classe préparatoire, maman remplira le frigo de plats préparés Fleury Michon sous vide. Une promesse : « l'obsession du bon ». À midi, j'ai très exactement vingt minutes pour déjeuner. Après avoir parcouru les deux kilomètres qui séparent le lycée de l'appartement familial, je monte les escaliers de l'immeuble quatre à quatre, introduis la clé dans la serrure, avant d'être accueillie par les jappements de mon Cavalier. Vite, j'ouvre le frigo, choisis un plat au hasard - aujourd'hui j'opte pour le saumon poché et sa purée de brocolis -, programme le micro-ondes sur trois minutes, thermostat 5, saisis la laisse et redescends les mêmes escaliers avec la bête. En chemin, je grille une Marlboro Light. Après cinq heures de commentaire composé sur l'esthétique du renversement chez Rabelais, je l'ai bien méritée.

Au retour, je retire mes cuissardes à talon plat Jonak, ouvre le micro-ondes, ôte l'opercule de la barquette, allume France Inter et décapsule une bouteille de coca light. Méthodiquement, je découpe, mastique, avale, avec raison mais sans plaisir.

À la fin du repas, je veille à laisser la barquette vide bien en évidence dans la poubelle et des miettes de pain éparses un peu partout sur la table. En rentrant ce soir, maman observera ma conduite repentie, suivra la trace de ces agapes moroses, de ces festins solitaires. Pour conjurer le sort, j'envoie chaque jour à qui saura les lire les preuves de ma bonne foi. Car dans ce bras de fer avec l'ogre invisible, Petit Poucet doit redoubler d'adresse.

À nouveau, je me sais et me sens surveillée, m'installe dans une forme de paranoïa excessive, doublée d'un sentiment d'ostracisme au sein même de la cellule familiale. Je porte une étiquette : « Malade ». Cette identité stigmatisante influence chacun de mes songes, mes moindres faits et gestes. Quoi que je dise ou fasse, je sais d'avance que l'on ne me croira pas. Mes relations sont mises à l'épreuve d'une défiance caractérisée, en particulier avec ma mère, gestionnaire hors pair de la chose matérielle. Je connais son fonctionnement par cœur, je devine ce qui la préoccupe, ce qu'elle projette, le film qui se joue dans sa tête. Le soir, lorsqu'elle me demande si j'ai goûté au plat de lasagnes achetées en barquette chez le traiteur italien, je sais qu'à la minute où je tournerai le dos, elle ira inspecter la poubelle de la cuisine pour vérifier mes dires. Inutile de lui mentir.

Le matin, maman et moi nous regardons en chiens de faïence. Nous avons toutes deux nos rituels. Je soupèse scrupuleusement chaque poignée de céréales Cruesli 3 chocolats de chez Quaker - 40 g pas plus - auxquels j'ajoute 200 ml de lait de soja Bjorg dans un bol breton personnalisé, 10 euros chez Armor Lux. J'allume le percolateur, remplis le réservoir d'eau et ajoute deux doses de café moulu pur arabica. Je bois mon café allongé dans le mug en inox Bodum que j'abandonne négligemment dans l'évier sans le rincer, avant de claquer la porte de la cuisine. Aujourd'hui, Francesca viendra effectuer ses cinq heures de ménage hebdomadaire, inutile de se donner de la peine. Et puis, de toute façon, j'ai autre chose à foutre. Je me précipite dans la salle de bains, saupoudre ma brosse à dents de bicarbonate de soude avant de me rincer la bouche à l'Hextril. Je remplis le sac à dos Eastpak de recueils de poésie et feuilles à spirales Oxford à gros carreaux. Ce matin on étudiera des poèmes choisis d'*Une saison en enfer*. J'éteins le poste de radio resté allumé sur *Le Morning de Difool* et prends bien soin de faire claquer mes talons sur le parquet du couloir. Je ferme la porte de l'appartement avec fracas et m'engouffre dans les escaliers, casque audio Sony sur les oreilles, pour ne pas entendre maman s'égosiller. Je prends plaisir à la défier, à mettre à mal son autorité. Et parce qu'elle a décrété qu'on ne pouvait pas me faire confiance, je décide de me saborder. Je la provoque, je la nargue. À ses yeux, j'en suis sûre, je ne suis qu'une tache, une anomalie. Dans son regard, j'aperçois le défi et la peur. Dans mon ombre portée, elle ne voit qu'un spectre, celui de la maladie.

Juin 2009, j'obtiens les résultats du concours d'entrée au CELSA[4], dont je sors major. J'ai décroché un aller simple pour Paris, je vais enfin me tirer d'ici ! Fin août, alors que je règle les derniers préparatifs, maman me fiche dehors. Elle, qui devait m'aider à m'installer dans la capitale, se défile, passe la main. Résigné, papa prendra le relais et le volant du break Volvo, passant la cinquième sur l'autoroute de nos divergences.

4. École des hautes études en sciences de l'information et de la communication.

Pendant les six mois qui suivront, la communication avec maman est rompue. Voilà plus de vingt ans qu'elle subit de plein fouet mes caprices de gamine pourrie par son père. Sans rien dire, maman laisse faire. Samedi je traînerai papa dans les rayons des grands magasins. Après avoir erré des heures dans les méandres des galeries marchandes, nous repartirons avec une paire de baskets griffées et une veste hors de prix. De lui, je peux tout obtenir. Un sourire, un câlin, une bonne note en histoire ou en anglais me valent un crédit illimité chez Zadig & Voltaire. Papa c'est la douceur, la tendresse. Mes phalanges au creux des siennes, de ses mains chaudes il console. Maman, elle, a les mains calleuses. Elle n'est que rigidité. Elle nous dérouille à la moindre incartade. Fessée, gifle, coup de baguette ou de ceinture, elle ne manque pas d'imagination pour faire régner l'ordre. Papa, lui, n'a jamais levé la main sur moi. Et s'il lui arrive d'être excédé, il sait trouver les mots pour m'humilier. Sans lui, je ne suis rien. « Ne t'avise pas de recommencer. »

À la maison j'exerce sans le vouloir un empire tyrannique sur mes parents. Ils sont le réceptacle de mes désirs, qui, lorsqu'ils ne peuvent être assouvis, se transforment en querelles lamentables. Quel que soit le motif - cette jupe trop courte, la permission de minuit, les canettes de panaché, mon premier amoureux ou le refus d'aller en camps scouts -, je parviens toujours à les opposer. Grâce ou à cause de moi, ils se déchirent. Depuis le début, ils ne sont à peu près d'accord sur rien. Maman traîne les pieds dans son bazar oriental, lui méprise ses airs de catho coincée. Je les observe s'engueuler sans une once de culpabilité. Comme d'habitude, tout sera de ma faute ; je suis et resterai l'indécrottable fouteuse de merde, celle qui les pousse à bout, joue avec leurs limites et les roule dans la farine. Tout ça pour quoi ? Pour obtenir l'attention que je n'ai pas. Pas celle des chèques, des virées shopping ou des séjours linguistiques. Non. Je voudrais qu'on m'écoute vraiment. Qu'on ne fasse pas semblant de me connaître ni de s'intéresser à moi. Qu'on ne dicte pas mes choix. Papa dit que je suis un diamant, mais j'ai sur le cœur un pavé en granit, produit de la fusion d'un magma fiévreux, incandescent.

Dix ans plus tard, maman me confiera sa participation au groupe de parole de Saint-Vincent-de-Paul. Pendant près d'un an, elle a suivi dans le secret une thérapie parentale pour voir rentrer dans le giron la brebis égarée, sa douce effrontée.

À cette époque, les relations avec ma mère sont plutôt distantes. Nous nous voyons une fois par trimestre et je me préoccupe assez peu de son quotidien, préférant lorgner mon nombril et compter mes boutons d'acné. Chaque week-end à la maison est synonyme d'angoisse, de non-dit. On n'ose à peine s'effleurer, se toucher, chacun conservant la réserve nécessaire pour ne pas provoquer l'incendie ô combien redouté. Les veilles de départ se meuvent en scènes de conflits : parce qu'on n'a rien dit, parce qu'on a fait semblant, parce qu'on n'aura jamais les mots justes ni le courage de s'affronter. Papa veut oublier, quand maman voudrait foutre les pieds dans le plat. Elle aimerait me bousculer, alors elle me cherche, me pique, me lance des appels du pied. Elle aboie, fulmine, brise les jolies assiettes, envoie valser les couverts en argent. Hier soir, j'ai encore fait la tête au dîner. « Non merci, je ne veux pas d'entrée. » Elle dit que je la vampirise. Moi, je m'enferme dans mon déni et lui reproche ses projections fausses, ses lectures biaisées. Entre nous, il n'y a pas d'issue. Alors je plie bagage et avance mon billet de TGV.

Maman a décidé de lever le pied. À cinquante ans passés, elle a troqué son temps plein de directrice d'EHPAD pour un trois-quarts de temps aménagé. Les mercredis après-midi elle s'accordera du bon temps, assistera à son cours d'histoire de l'art. Loin des amphithéâtres bondés et des universitaires spécialistes de l'art nouveau, maman se rend chaque mercredi après-midi à Saint-Vincent-de-Paul. La classe a lieu en petit effectif. Pas de groupe de niveau ni d'examen de fin d'année. On y accueille couples et parents de tous secteurs, venus chercher conseils et bons tuyaux pour vivre avec un enfant malade. Maman ne m'a jamais parlé du contenu de ces séances, mais je crois qu'elles l'ont apaisée. À sa manière et à son rythme, elle aussi a cheminé. Papa ne l'a pas accompagnée. Il s'est retranché dans la science pour publier une somme de travaux sur les TCA. Il s'est rapproché du docteur C. pour conduire avec lui une étude expérimentale et identifier les facteurs biologiques et neurologiques encourageant le développement d'une anorexie. Plus tard, il dressera mon profil neuropsychologique. Intuitive, créative, hyperesthésique et hypersensible, j'ai un hémisphère droit dominant, comme lui. Maman, elle, est plutôt cerveau gauche, ce qui explique l'incompréhension qui règne entre elle et moi. Elle, c'est la raison raisonnante, la logique. Moi, je vis dans l'abstraction, m'oublie dans la rêverie et cède à mes passions. Je lui ai demandé un jour si elle avait été amoureuse. Elle est restée perplexe, incapable de me répondre. Moi, quand j'aime, je brûle, j'ai mal, je n'ai plus d'appétit. Je suis capable de m'isoler pendant des jours sans adresser la parole à quiconque. Et maman, ça, elle ne le supporte pas. En famille, je ne fais aucun effort, je laisse Vlad et Nino tenir le crachoir. Il en a toujours été ainsi alors pourquoi changer ? Et de toute façon, j'en suis sûre, ce que je dis ne les intéresse pas.

Anorexique, mode d'emploi

En septembre 2009, je fais ma rentrée au sein de la prestigieuse École des hautes études en sciences de l'information et de la communication. Je découvre une bourgeoisie neuilléenne sophistiquée, émancipée et libertaire. Je suis comme aspirée par la jeunesse, la beauté, l'éloquence et l'insolence de ce microcosme qui m'est alors étranger. La nouvelle promo a de l'allure et de l'allant. On assume ses rêves comme sa légèreté, on s'invective, on s'interpelle, on utilise la séduction comme première arme. Un regard, une voix, une accolade... Ces jeunes gens ont de l'aisance, de l'entregent. J'envie leur assurance naturelle, leur décontraction. Devant le miroir, je ne suis que doute, angoisse, introversion.

Début octobre, c'est le week-end d'intégration. De jeunes éphèbes fraîchement rentrés d'Ibiza exhibent leurs torses bronzés. Tous sont accompagnés. Elles s'appellent Inès, Amélie, Aude-Marie, Marie-Sophie. Elles ont le style et les codes. Tous m'obsèdent. Je les observe. Au fond du bus, moi je balise. Je porte un polo Ralph Lauren rose à liseré vert, un jean clair, des baskets plates. Mes cheveux sont défrisés, raie sur le côté, mes cils recourbés, mes lèvres « pulpées ».

Je dois probablement leur ressembler. Je souffre pourtant d'un complexe de classe inapparent. Je suis née en province - pardon, en région - et mon patronyme est imprononçable.

Dans les semaines qui suivent, se met en place un long processus d'assimilation au modèle parisien qui infuse toutes les dimensions de mon quotidien. Et sans surprise, cela commence par un « rééquilibrage alimentaire ». J'exerce mon physique et mon intellect, élargis mon réseau, mes fréquentations, et par là, mon influence au sein du groupe. Je « travaille » sur mon corps pour me fondre dans cette caste, ce corps social auquel je rêve d'appartenir.

D'apparence, je suis mince, pas maigre : 55 kg pour 1,72 m. Je suis sportive, élancée et surveille mon alimentation comme toutes mes camarades de promo. L'année 2010 s'annonce radieuse, je suis comme un poisson dans l'eau. Pourtant, mon rapport à la nourriture reste perturbé. Entre deux phases d'accalmie s'enchaînent les fringales alimentaires et les périodes de jeûnes. J'expérimente, imagine de nouveaux mécanismes dits de « compensation » pour garder un contrôle apparent sur une autobiographie bien décousue... Contrairement à beaucoup d'anorexiques, je n'ai jamais réussi à me faire vomir. J'ai pourtant essayé, regardé des dizaines de tutoriels, égrené les forums de discussion en ligne. En vain. Alors j'ai feinté, improvisé. Sans recourir de façon systématique aux laxatifs, je compense en priorité par le sport. Plusieurs fois par semaine, au petit matin ou à la nuit tombée, je rejoins les artères boisées du Champ-de-Mars et cours jusqu'à l'épuisement. Par la suite, j'adhère au Club Med Gym, haut lieu de sociabilité et d'exhibition parisien. Et puis il y a l'alcool, les fêtes. Je sors du jeudi au samedi, alors je jeûne, je fume, je m'écœure. Au réveil je serai sur mon tapis de course quoi qu'il arrive. Dans ce tumulte, il m'arrive de lâcher prise, la capitale regorgeant d'opportunités, de rencontres, de découvertes culinaires - bars à tapas, restaurants japonais et bistrots contemporains. Je veux voir ça de mes yeux, alors je ne dis pas non. Je ne dis pas oui non plus... Je bluffe. Entre deux agapes, je remplis mon frigo d'aliments verts et blancs : salade, concombres, blancs de dinde et fromage blanc. Un mojito à dix-neuf heures est suivi d'un grand verre d'eau à vingt-trois heures.

Les troubles alimentaires ne sont pas nécessairement visibles. Ils sont traîtres, cycliques, trompeurs. On porte un masque et chaque jour qui passe convoque une nouvelle mise en scène, une autre mascarade.

Famille et dépendance

Une fois diplômée, j'amorce une carrière dans la publicité. Je m'épanouis dans ce milieu créatif et cynique où l'on peut déambuler en Stan Smith ou exhiber ses membres supérieurs tatoués sans souffrir de l'étiquette. Les filles sont maigres ; les types musclés, barbus, arborent du lundi au vendredi les mêmes sweats à capuche griffés A.P.C. On se regarde, on se scrute, mais on ne se salue pas. On se reluque, on se mate. La nonchalance justifie l'introversion, l'impolitesse, la grossièreté souvent. Je me fonds dans le moule avec aisance. J'abandonne mes réticences et mes complexes, affronte le client avec aplomb, affiche mes convictions. Il est question d'assumer ses partis pris. Je me prête au jeu sans difficulté ; j'ai toujours été convaincante, tranchée. La vie d'agence me donne la possibilité de m'exercer, de travailler ma rhétorique, ma diction, ma force de persuasion. Donner l'illusion d'y croire, telle est la finalité. Il faut bluffer. Je mens abondamment et avec brio. L'exercice est ludique, presque exaltant, chaque nouveau pitch apportant son lot d'adrénaline. Je me nourris de tous ces stimuli, renforce mon ego, ou plutôt mon sentiment d'exister.

À cette époque, Vlad poursuit son cursus à l'étranger. Il traverse l'Atlantique avant de rejoindre le vieux continent pour travailler en Allemagne. Il fera ensuite escale au Luxembourg et à Milan. Vlad se plaît dans ce statut d'expatrié qui lui octroie, entre autres, de sérieux avantages fiscaux. À 30 ans, il s'est lancé dans l'immobilier de façon quasi frénétique pour se constituer une rente solide en vue d'une retraite anticipée. Mon frère aîné est sur une autoroute. J'ose à peine imaginer le chiffre tout en bas de sa fiche de paye, j'en rougirais de honte, les grilles de salaires de la publicité étant sans commune mesure avec celles des cadres de la grande distribution. Et puis Vlad voyage quand je suis clouée à Paris. Shanghai, Turin, Moscou : il mène la grande vie, a des souvenirs, des histoires à raconter. Les miennes sont prévisibles : les soirées du jeudi au Comptoir de l'Arc, les verres qu'on enchaîne, les SMS qu'on regrette, la gueule de bois du vendredi, les appels d'offres ratés, et puis les longues matinées, agrippée à la fontaine à eau du premier.

Après avoir brillé en prépa HEC, Nino intègre une école de commerce réputée et poursuit en parallèle des études de droit. Il rejoint quelques années plus tard un grand cabinet de conseil parisien. Sa trajectoire à lui aussi est toute tracée. Très vite, Nino et Vlad n'auront de cesse de comparer leurs fiches de paye, le montant de leurs bonus, et leurs augmentations annuelles. L'ascension de mes deux frères est fulgurante. Je me sens dépassée, hors-jeu. S'il règne entre nous une émulation saine qui foncièrement nous pousse et nous tire vers le haut, elle fait germer en moi un sentiment d'échec constant, de frustrations. J'essaie cependant de me faire une raison : j'occupe un poste statutaire dans une célèbre agence de publicité. Je suis jeune, j'ai encore tout à prouver.

Chaque samedi, j'éprouve ma mère en déversant par téléphone mes doutes et mon insatisfaction. Mais sa patience a des limites et mon estime s'atrophie. Alors je me venge, je me punis. Un seul anesthésiant : l'anorexie.

Je ne suis pas au niveau, je me déçois. Avec mon profil, je devrais occuper un poste à responsabilités chez l'annonceur, une boîte du CAC increvable, un gros paquebot, avec intéressement, participation et Perco[5]. Même Vlad me l'a dit. Au lieu de ça, je végète en agence conseil et je suis payée au lance-pierre. Je n'ai aucun amour-propre, aucune ambition. Je reprends le contrôle de mon corps et abandonne ma carrière à ses vents contraires. La « reprise en main » s'effectue d'abord à l'échelle de mon physique. Pour le reste, je me contente de « laisser faire ».

La nuit dernière, j'ai fait un rêve... Mai 2009, je m'apprête à passer les écrits du concours d'entrée au CELSA au centre d'examens d'Arcueil. Trois semaines plus tard, je prends connaissance des résultats. C'est un échec cuisant. Je découvre simultanément que Nino, candidat lui aussi au concours d'entrée en licence, est admissible aux oraux. Au réveil, je rejoins maman dans la cuisine et lui confie ce triste songe. Elle renchérit et se livre au récit fantasmé de son naufrage au concours d'entrée à l'école d'infirmière.

Huit heures, papa pousse la porte de la cuisine, allume la cafetière et jette un regard en direction de nos mines sinistres. Alors j'avoue : le rêve de la nuit dernière, les

5. Plan d'épargne pour la retraite collectif.

traumatismes, les doutes, les vertiges de l'échec. Après la première gorgée, il ravale sa salive pour s'épancher :

— 1981, c'est l'année de l'internat...

Dans son rêve, lui aussi va échouer, se planter magistralement. Ce souvenir hypothétique et tronqué, cette lubie le poursuivra longtemps.

Lorsque Nino s'attable, nous sommes contrits. C'est la veille de Noël. Nos cœurs sont légers, mais il règne un vent de nostalgie. Mon petit frère a ses blessures. Dans l'un de ses cauchemars, il est en terminale, le baccalauréat approche, mais il n'a pas terminé le programme de mathématiques pourtant cœfficient 8 à l'examen. S'ensuit une course contre la montre éreintante, mais fictive.

Surtout ne pas décevoir. Dans la famille, il n'y a qu'une voie, réussir ; qu'une hantise, faillir.

Pablo

J'ai eu 26 ans. Ces six premières années de vie parisienne ont vu se succéder espérances, chimères, expériences et plaisirs. J'ai travaillé, aimé, joué, pleuré aussi.

Après chaque déception sentimentale, je me rue dans le travail comme une acharnée. L'orgueil me fait avancer. Alors je brûle les étapes. Un premier CDI, puis un deuxième au bout de six mois. Pas le temps de m'éterniser. Je passe d'une boîte à l'autre comme un mercenaire. L'argent est mon moteur. Je ne laisse le temps ni au temps ni à l'imprévu. J'avance, seule, obstinée. Parfois, je craque. Et la pression qui s'accentue sur mes épaules me laisse le souffle court. Insomnies, anxiolytiques à haute dose, alcool, drogue : je touche à tout pour me fuir, éviter la confrontation avec celle dont je redoute le jugement et les œillades sinistres.

Un soir, en bout de course, je m'arrête devant la vitrine d'un atelier de peinture. Il me rappelle celui de mon enfance...

J'ai 10 ans. Papa m'a offert une boîte de feutres pinceaux Maped et m'a refilé un vieux sarrau blanc portant l'insigne des Hospices civils de Lyon. Il est bien trop grand pour moi, mais je l'arbore avec fierté. Le médecin sur l'étiquette, c'est mon père, et même qu'un jour, il sauvera vos grands-mères.

À dix-sept heures trente, maman viendra me chercher. Cette fois encore, la séance aura ce goût d'inachevé. Je partirai déçue, fustigeant mon manque de créativité. Pourtant, chaque mercredi à la même heure, j'y retournerai. Je suis une artiste, c'est papa qui l'a dit !

Seize ans plus tard, je n'ose franchir le seuil. C'est si loin. J'ai désappris. Je me contente de prendre un prospectus pour consulter les tarifs des cours. En quelques secondes, mon opinion est faite : trop cher. Et puis je n'ai pas le temps.

Alors, comme une énième revanche sur mon manque d'audace, je me mets en quête d'un nouveau job. Je décroche des dizaines d'entretiens. Le secteur du numérique est en plein essor. Trois mois plus tard, je signe un CDI au sein du plus gros réseau publicitaire mondial. La paye est encore mince, mais j'ajoute une référence stratégique à mon CV. C'est reparti pour un cycle infernal. Très vite une routine s'installe qui finit par me vider plus qu'elle ne m'équilibre. Je suis célibataire et probablement amoureuse. Les histoires sans lendemain se succèdent amèrement et m'ébranlent à chaque fois. Ne reste que l'amour-propre et un soupçon d'espérance. Lorsqu'on m'interroge sur mon quotidien en dehors du cadre professionnel, la discussion tourne court. Je tais le pass UGC Solo, les tickets uniques au musée d'Orsay, les colis Amazon qui s'accumulent dans l'entrée, chargés de littérature nihiliste, les vendredis soir au Nike Store des Champs-Élysées parce qu'il faut bien décompenser, les dimanches Lexomil. Non, je ne dis rien de tout cela. Je donne le change et passe pour une carriériste, une ambitieuse.

Les semaines passent et le souvenir de l'atelier revient me titiller. Un soir, empreinte de nostalgie, je pousse finalement la porte. Un type un peu hirsute me fait entrer et m'explique le fonctionnement des cours. Il a l'air décontracté, négligé. Il me met à l'aise. Après tout, je ne risque rien.

Ce soir d'été 2015, j'ai fait la connaissance de Pablo. Voilà six ans qu'il m'accompagne sur la douce et sinueuse voie du lâcher-prise, avec ses aléas, ses virages, ses bonheurs imprévisibles et, chaque fois, la promesse d'un nouveau rendez-vous avec soi-même. Parfois, c'est le flacon d'encre de Chine que l'on renverse et qui se répand sur la toile tel un raz-de-marée. Je l'observe, contemplative. Une tache c'est déjà quelque chose. Parfois, au terme d'une séance agitée et infructueuse, je reviens tapisser la toile de blanc. Couches et surcouches d'acrylique se superposent. La peinture comme éternel recommencement. Oublier les systématismes, les réflexes faciles, apprivoiser l'inconnu, c'est l'école de Pablo. Et mon apprentissage à ses côtés me fait l'effet d'une thérapie. À travers le dessin, j'accède à la conscience de moi-même. Et lorsque mon pinceau caresse la toile, il n'y a plus de jeu, plus de posture. Je me retrouve dans le mouvement pictural action painting, né à New York dans les années 1950, avec Jackson Pollock et Willem de Kooning en chefs de file. Le jaillissement, l'élan vital qui animent l'artiste trouvent leur expression sur la toile, l'accident comme point de départ. Grâce au dessin, je conquiers mes espaces de liberté, échappant pour quelques heures au diktat de la maladie.

Je veux oublier l'anorexie, cette vieille copine à qui l'on repense de loin en loin, l'ex-petit ami dont on a effacé les messages, mais dont on garde le numéro pour les « si jamais », les « si un jour »... J'oscille depuis six ans entre un IMC acceptable et un autre plus critique. Il fluctue au gré des rentrées scolaires, des démissions, des zéros qui s'affichent sur le compte en banque et des conquêtes aventureuses. Le mal est profond, mais dormant. J'observe l'eau se déverser sur la toile. Mon pouls est lent. Le pinceau ondule, frémissant, intranquille.

Elle & moi

Paris, octobre 2016. Ce matin à huit heures et demie j'ai rendez-vous chez le kiné. C'est la troisième fois de la semaine. Le jeune diplômé en jeans clairs et manches retroussées expérimente un nouveau traitement aux ultrasons pour soigner ma tendinite. Finies les séances de palper-rouler à l'arrière des cuisses, les exercices de rééducation molle, les « vous devriez », les « prenez soin de vous » et les « à votre place » empreints de commisération. La méthode douce, moi, je ne connais pas. À l'issue de la séance, je retrouve mon podologue pour réaliser l'empreinte de mes futures semelles orthopédiques. Parce que j'ai trop tiré sur la corde, les lésions sont profondes et les fibres tendineuses bousillées. Il faudra des mois pour qu'elles se régénèrent. Ces nouvelles semelles thermoformées viendront soulager mes douleurs chroniques et, moyennant un reste à charge de 200 euros, je reprendrai le rythme fiévreux des sessions de StairMaster et de fractionné.

De 2014 à 2018, mon poids se stabilise entre 51 et 53 kilos. D'apparence mince, sportive et dynamique, je cache mon anorexie derrière mon hyperactivité : séance de cardio dès sept heures, avant de me rendre à l'agence, réunions jusqu'à treize heures, déjeuner professionnel en coup de vent, rendez-vous client, pitch, brief, débrief, conférences téléphoniques. À dix-huit heures, je me presse dans la ligne 8 pour me rendre à l'atelier, où Pablo m'attend. Je suis en pleine préparation de mon vernissage. J'expose pour la première fois dans le restaurant d'un ami. Il m'a laissé les clés et me donne carte blanche. Je me noie sous une avalanche de détails, enchaîne les migraines jusqu'à la veille de l'événement. Tout doit être parfait. J'avale un expresso entre deux Doliprane, jeûne jusqu'au soir. Physiquement j'ai atteint un seuil. Mon métabolisme s'est ralenti et je ne perds plus de poids. Au contraire, j'aurais tendance à en prendre, y compris les jours où je ne m'alimente pas. Mon corps est en alerte et stocke les calories en réserve. Cela me frustre d'autant plus ; je me déçois. Je rassemble mes dernières forces, chausse mes baskets et entame une traversée de Paris par les quais de Seine. Somnambule, j'avance sur un fil, j'attends la chute.

À chaque aléa professionnel, familial ou affectif, j'éprouve le besoin de reprendre le contrôle des événements. Impuissante face à la maladie d'un proche, désarmée, misérable lorsqu'une relation s'étiole, je ne connais qu'un remède, un seul anesthésiant. Je reprendrai le contrôle de mon corps en attendant de reprendre celui de mes émotions, de ma vie tout court. C'est un engrenage ; la maladie dicte sa loi.

Les semaines s'écoulent au gré des consultations médicales. J'ai mis en place un réseau de professionnels dans un rayon de deux kilomètres autour de mon domicile, au sein duquel je gravite comme un astéroïde en perdition. Podologue, kinésithérapeute, ostéopathe, médecin généraliste, gynécologue... Je n'ai jamais autant profité des largesses de ma complémentaire santé. Je flambe, fais chauffer ma *green card.*

À la pharmacie de Grenelle, je joue les habituées. Aujourd'hui je teste un nouvel hypnotique sans accoutumance pour traiter mes troubles du sommeil. En ce moment je me réveille la nuit, généralement entre trois heures et quatre heures. Déshydratée, amorphe et chancelante, je me dirige vers les toilettes puis ouvre la porte du frigo pour y saisir la bouteille d'Évian. Je remplis un grand verre dans lequel je dilue parfois un peu de sirop de grenadine et, au besoin, quelques gouttes de Laroxyl. Je tire les rideaux pâles et remonte le store électrique. Sur le bureau, mes mains tâtonnent vers le paquet de Marlboro Light entrouvert. Je saisis mon briquet Clipper en métal, allume une cigarette. Après quelques bouffées, j'ai les oreilles qui bourdonnent, mon cerveau s'emballe, mon corps tout entier vacille. J'écrase la cigarette dans le cendrier et tombe la tête la première sur le parquet froid. Je m'affale. Écran noir. Au bout d'une minute, je tente de me relever, en vain. J'ai la tête qui tourne. Je me hisse sur mes avant-bras et rampe jusqu'au canapé-lit déplié. Dans un effort ultime, je parviens à regagner ma couche. Affalée sur ma couette, je ferme les yeux jusqu'au matin. À sept heures l'alarme de mon téléphone retentit. Je l'ignore. À neuf heures j'appelle le secrétariat du docteur S., mon médecin traitant. Elle me recevra à onze heures. Une fois dans son cabinet, je lui décris l'épisode de la veille. Malaise vagal. C'est la deuxième fois en trois semaines. Le docteur S. prend ma tension. Elle me pèse et me demande si je m'alimente correctement. Je réponds oui bien sûr, mais je lui mens. Papa m'a mise en garde. Je connais les risques de chute de la pression artérielle excités par l'état hypoglycémique. Je repars avec une ordonnance de vitamine C pour lutter contre une fatigue passagère et un arrêt maladie de quarante-huit heures. Jusqu'à la prochaine alerte.

Jeudi matin je me rends chez mon gynécologue pour effectuer un frottis. Évidemment, j'y vais à reculons. La dernière fois, le docteur G. m'a remonté les bretelles au sujet de mon IMC. Mais comme elle est conventionnée, j'y retourne. Je porterai un sweat et des jeans plus larges. Elle finira par s'habituer. Avant de procéder à l'examen du col utérin, elle me questionne sur mon régime alimentaire. Je suis à nouveau en aménorrhée. Ça doit faire trois mois, peut-être plus. J'ai arrêté de compter. C'est sûrement lié à mon changement de pilule. La dernière fois elle m'a prescrit une microdosée. Ça coupe les règles. Je l'observe, dubitative. À l'issue du prélèvement elle me palpe les seins et pose un regard consterné sur mes côtes saillantes. Dans la salle d'attente, en parcourant *Grazia*, j'ai lu un article sur le *ribcage bragging*, cette tendance inquiétante se diffusant sur Instagram, consistant à afficher la maigreur de sa cage thoracique. Sans effort, je prends la pose. Je quitterai le cabinet avec une nouvelle ordonnance de Duphaston, traitement progestatif qui jamais ne déclenchera chez moi le moindre saignement. La prochaine fois, c'est décidé, je changerai de praticien.

Après le premier malaise, j'ai appelé papa et mis le tout sur le compte du stress.

— Ces derniers temps, je travaille trop, je suis surmenée.

Je me crée une couverture. Mais papa n'est pas dupe. Par l'intermédiaire de son ami O., il obtient le contact d'un confrère psychiatre à Paris. Sans conviction, je prends rendez-vous. À cette époque, je fréquente Jim. Ancienne star de la télé, égotique et fragile, Jim suscite chez moi passion et insécurité. À la fin de l'entretien, le psy me tend une liste de bouquins sur l'estime de soi ou comment s'aimer pour mieux vivre avec les autres. Jusqu'à preuve du contraire, mes lectures ne sont pas remboursées par la Sécu. À choisir, j'opterais pour une réédition des *Particules élémentaires*, « meilleur livre de l'année 1998 ».

Professionnelle incontestée du leurre, je ne renonce pas à ma vie sociale. Je brouille les pistes, m'enfonce dans le mensonge. Le prix à payer pour un week-end en famille ? Un jeûne de deux jours en amont et deux sorties running. Si l'on m'invite à prendre un verre, je prétexte un dîner en deuxième partie de soirée. Un déjeuner improvisé ? J'invoque une course de la plus haute importance. Chaque scénario a son alibi. J'ai signé un pacte avec la maladie. Elle et moi, nous avons nos combines, nos petits arrangements. Et tant qu'elle me laisse tranquille, je ne la balance pas. C'est notre deal.

Mal comme...

Certains témoignages diront à juste titre que la maladie isole, invite au repli sur soi, au retranchement. Cette tendance n'est pourtant pas incompatible avec une recherche quasi constante d'adrénaline, de stimulations intellectuelles, physiques et sensorielles. À défaut de me nourrir, je compense par la lecture, l'hyperactivité sportive et cérébrale. Je vais au contact du monde, remplis mon carnet d'adresses et mon agenda. Chaque matin, un nouveau shot, un nouveau coup de fouet. Spiruline, endorphine, gingembre, café ou vitamine C : j'ingurgite au quotidien ce cocktail aphrodisiaque fait maison, 100 % naturel et délivré sans ordonnance. Le vide appelle le plein, l'abondance et l'accumulation. Alors j'amasse, je thésaurise. Le compartiment yaourt du réfrigérateur est saturé et les réserves d'alcool et de cigarettes semblent ne jamais s'épuiser. Bien sûr j'épargne, je capitalise. Une fois mon livret A au plafond, j'ouvre un plan épargne logement (PEL), suivi d'un plan épargne retraite (PER) et d'une assurance vie. Ainsi je peux dormir tranquille.

Cette quête inassouvie, cette frénésie, s'empare de ma vie sentimentale. Mon cœur est à sec, la source s'est tarie. À moi, les grandes eaux, la détresse fait son lit. Comme par automatisme, je multiplie les conquêtes. Je n'éprouve aucun sentiment, confonds mes désirs et mes émotions. Mue par l'ego, la vanité et la peur de l'abandon, je veux « scorer », marquer des points. L'amour est un jeu de fléchettes en plastique à la portée des invalides, des carencés. Chaque nouvelle prise est un échec. La cible est volatile et mes intentions peu lisibles. J'en fais un enjeu, une idée fixe. Je veux garder la main. L'autre ne doit pas m'échapper, sinon gare au naufrage : angoisse, chaos, perte de contrôle, automutilation. À chaque rupture, chaque arrêt de jeu, s'ensuit un élan perfide de remise en question. Si l'autre m'a quittée, il doit avoir une bonne raison. J'ai l'impression de ne pas être à la hauteur, d'être toujours en dessous, jamais au-dessus ni à niveau.

Cette épopée narcissique alimente mes névroses, renforce mon procès en illégitimité. C'est l'amour factice, l'amour sous vide, sous cellophane. Il n'y a dans ce jeu de dupes ni conscience de l'autre ni volonté d'en prendre soin. Chacun se sert de l'autre comme d'un trophée, d'une prise de guerre. Le cœur s'exerce à la rapine en bande organisée. Et les succès d'un soir, les larcins en porte-jarretelles et pyjamas courts sont légion. Dans ce champ de bataille, nulle projection. Les amours meurent aussitôt nées. Tel Sisyphe sur son rocher, j'enterre l'illusion d'une vie à deux. Le couple est un mensonge, une hérésie. Et l'anorexie me conforte dans cette chimère.

D'habitude, je tombe sous le charme d'un type correspondant à mes canons, atteints en une nuit des sommets vertigineux pour venir m'échouer au petit matin, précipitée par la certitude qu'il ne me retiendra pas. Je plonge sans filet, à la vitesse du son. La chute est sourde et prévisible.

Il me faudra plusieurs semaines, plusieurs mois pour m'en relever, jusqu'au jour où je renoncerai totalement et abandonnerai tout espoir, toute tentative de séduction. Je n'ai plus rien à prouver, je connais déjà la fin. L'anorexie m'enferme dans ses schémas cycliques, délétères et tourmentés. Si la peau sur mes os fait encore frémir les pervers esseulés, mon désir, lui, s'est étiolé. Et dans mes chairs, je suis glacée. J'ai abandonné mes luttes, mes spéculations. Je suis inapte. Miser sur le bon cavalier, parier sur ma guérison ? C'est inconcevable, inimaginable. Impossible en somme d'aimer ce que je suis, de l'accepter, m'en contenter.

Andiamo al mare

Le 4 janvier 2019, j'ai eu 30 ans. J'ai quitté le monde de la publicité pour celui du luxe, amorcé une nouvelle diagonale professionnelle et matérielle, réévalué le montant des versements mensuels sur l'assurance vie et le PEL. Faire fructifier toute cette oseille, voilà mon seul souci. Parce qu'il faut bien prévoir, ou plutôt prévenir : la tempête qui menace au-dessus de l'édifice fragile, l'ouragan qui sommeille sur les côtes d'une psychose endormie. Ces temps-ci, la météo est mauvaise et les averses pleuvent comme autant d'alertes.

En pénétrant le petit monde ouaté du luxe à la française, je change de trajectoire et entame une mue sociale, relationnelle, vestimentaire et physique. Muriel Darmon décrit dans ses travaux le phénomène de « [re]prise en main » propre à la conduite anorexique. Il faut se « faire un corps », une silhouette, comme on se forge une culture ou une carrière. Cette discipline de fer s'accompagne d'un travail sur les goûts, les hobbies, les centres d'intérêt. Je commence par évacuer sucres et aliments transformés, ne jurant que par le bio ou le « fait maison ». Je redouble d'efforts à l'atelier et m'étonne de cette nouvelle assiduité. Le hobby devient un devoir, un sacerdoce. Je dévore les classiques de Philippe Roth et l'œuvre de Michel Houellebecq.

Pas un samedi ne passe sans que j'arpente les couloirs de Marmottan ou les galeries du musée d'Orsay. Je me réjouis des déjeuners d'équipe du lundi. J'évoquerai mon dernier « coup de cœur littéraire » et ce film « coup de poing » que je recommande vivement. En moins d'un an, je perds sept kilos. Prise au piège de cette nouvelle ascèse, je fonds presque malgré moi, brûle mes réserves. Peu importent les quantités de nourriture absorbées les jours où je choisis de m'alimenter, il est trop tard, rien ne viendra combler ce déficit. Si mes proches se retranchent derrière une discrétion confondante, ma métamorphose n'échappe pas au regard de mes collègues, qui l'un après l'autre manifestent inquiétude et incompréhension. Je suis « incernable », cela les déroute. Je suis insaisissable, ils ne supportent pas. En salle de réunion, aux toilettes, dans les couloirs, partout on m'alpague, on m'épie. « Tu bouffes rien, toi ? » « C'est ta morphologie ? » J'ignore chacune de leurs questions, refuse de me plier au jeu de leur interrogatoire fielleux. Tout ce qui sort de ma bouche sera retenu contre moi.

À cette époque, fait inhabituel, Naomi, la femme de mon cousin Phil, me téléphone chaque semaine. Juive ashkénaze, elle a grandi entre les États-Unis, Israël et la Tchécoslovaquie. Naomi est brune et vive, elle a les yeux verts et des cils immenses. Son visage est parsemé de taches de rousseur. J'ai fait sa connaissance en 2007 à ma sortie de Saint-Vincent-de-Paul. Notre premier échange fut glacial.

Quelques mois avant mon hospitalisation, je passe un week-end chez Phil à Paris. Nous traversons la ville à bord du 407 coupé qu'il a loué pour l'occasion. À l'arrière du véhicule, j'oublie ma carte d'identité. Naomi me la rendra six mois plus tard, après avoir jugé d'un mauvais œil l'adolescente évaporée sillonnant la capitale au bras de son futur mari... Très vite nous apprendrons à nous découvrir et à nous apprécier. Avocate au barreau, Naomi est aussi artiste, plasticienne. Phil vient d'emménager dans son loft du 20e arrondissement. Je leur rendrai visite aux prochaines vacances. J'ai tout mon temps.

Avec le temps, le 90, rue des Rondeaux est devenu ma deuxième adresse. J'y ai ma chambre, mes clés. Le soir je retrouve Naomi autour d'un spritz ou d'un verre de Puligny-Montrachet. Naomi est une esthète, elle va me réconcilier avec la nourriture, éveiller mon palais à d'autres goûts, d'autres saveurs. Avec elle, je découvrirai Prague et l'art nouveau, le café Kafka dans le quartier juif de Josefov, la sachertorte et l'opéra bohême. À Naomi je pourrai tout dire, sans filtre, sans jugement. Elle connaît mon secret, ma maladie. Elle voudrait m'aider, m'ouvrir les yeux sur ce que je cherche à cacher. Alors elle essaie... maladroitement. Au téléphone, je donne le change. Je lui raconte mes histoires de cœur, mes séances à l'atelier.

— Je travaille sur un carnet d'illustrations, tu vas aimer. Bientôt je t'enverrai un exemplaire dédicacé.

Juin 2019, je m'envole pour Milan. Ce week-end, je rends visite à Vladimir - sa carrière d'expatrié, sa blonde fragile, leur terrasse plein sud et les bouteilles de Peroni. Vladimir m'attend à l'aéroport. Il porte un costume gris perle qui s'accorde parfaitement à ses prunelles. À mon arrivée il est en conversation téléphonique avec papa. Il parle haut et fort, empoigne ma valise d'un revers de main et me conduit vers le parking. Je cours derrière lui. Vladimir parle peu, il agit. Mon frère a toujours un objectif en tête et un plan pour y parvenir. Il est un pilote qui se lance dans l'existence comme sur un circuit de F1 et n'emprunte la voie des stands qu'en cas d'extrême nécessité, ponctuelle et transitoire.

Demain, nous partirons en virée sur les routes lombardes jusqu'au lac de Côme. Vladimir a promis. L'année dernière, nous avons fait escale à Portofino, quarante-huit heures, rien que tous les deux. Celle d'avant, nous avons sillonné la Côte d'Opale en Audi A3 avant de faire un stop sur la plage du cap Griz-Nez.

Dimanche, quatorze heures, je m'endors face à la mer, les cheveux dans le sable, le cœur au soleil.

En 2014, nous avons traversé la Rhénanie un après-midi d'hiver, bouffé un Quick à Trier, arpenté les routes luxembourgeoises et leurs épaisses forêts.

En 2007, à ma sortie de l'hôpital, Vlad menait une existence radieuse sous le soleil des calanques. Un matin, il m'a prise par la main pour que j'entreprenne avec lui l'ascension de la Sainte-Victoire. Par son geste, il m'a remise sur les rails. Avec lui, c'est l'aventure : on sait toujours d'où l'on part, mais jamais où l'on atterrit. Un week-end avec Vlad c'est d'abord un pari sur la confiance. J'apprends à mépriser les secousses, à embrasser les sorties de pistes, à regarder plus loin, comme sur un VTT. « Ne regarde pas les cailloux sur le chemin mais la lumière à la lisière de la forêt », telle est la maxime de Vlad.

Vers midi nous arrivons sur les rives du lac. Nous garons la voiture à Varenna, petite ville de la province de Lecco. Nous y déjeunons les pieds dans l'eau. Le soleil darde. Je cale mon pas dans celui de Vladimir. Il cavale ; je transpire. Nous faisons une halte pour observer le panorama. Mes yeux se perdent dans l'eau du lac, vert émeraude ou bien vert d'eau. Vlad dégaine son iPhone pour nous prendre en photo. Lissage brésilien, lunettes Chloé et verres fumés, j'ai les bras décharnés, le visage émacié. Le vernis est en train de craquer. Vlad m'enserre de sa musculature. En équilibre sur son épaule, je flotte sur le chaland. Bellaggio en toile de fond. Nous avons perdu au casino.

À treize heures nous nous attablons à la terrasse d'une trattoria. Je commande un plat de spaghettis. Marre de compter les calories. En dix minutes j'engloutis mes pâtes. Quelques instants plus tard, le cortège morbide de mes pensées reprend sa marche désaxée. Le pesto était trop gras, j'irai gerber sur vos vespas.

Le cliché posté sur Instagram, hashtag #LaVieEstBelle, n'est qu'un mensonge de plus pour parfaire la légende. Il n'échappe pas à l'œil de Naomi. À mon retour à Paris, elle m'écrit. C'est l'histoire d'un bouledogue coincé sur une savate. Dimanche soir, il est minuit...

Anaïs,
J'aimerais tant être capable de tisser des mots qui seraient à même de te protéger contre ce mal que tu ne vois probablement pas ou que tu ne vois plus, et qui t'accompagne depuis tant d'années. Satanée maladie pour laquelle il n'existe pas de potion magique mais qui te dévore toute crue. Pour l'instant.
Je vois ton courage, je vois ta détermination, et ta volonté à aller bien. Je te vois vouloir tellement aller bien, et je t'admire pour cela. Je te vois vouloir me protéger et vouloir protéger tout ton entourage, et je sais que c'est une forme de bonté infinie de ta part, dont je te remercie infiniment également.

Mais la fragilité est tellement humaine, tellement naturelle. N'aie pas peur pour ton entourage. N'aie pas peur pour moi : je suis prête à entendre bien plus que tu ne l'imagines ! Mais avant tout, j'aimerais tant pouvoir te prendre par la main, et te dire : « Allez, on y va. Maintenant. »
Et faire ce qu'il faut pour te débarrasser de cette saloperie. Oui, je n'aime pas trop le mot « saloperie » – mais Windows ne m'a pas trouvé de synonyme, et puis de toute façon, j'adore dire des gros mots – je tiens ça de ma grand-mère. Tu ne m'en tiendras pas rigueur, n'est-ce pas ?
Penses-y. C'est une maladie curable. Les médecins n'en démordent pas, alors pourquoi en démordrais-je, moi ? Pourquoi en démordrais-tu, toi ?
Je serais tellement heureuse de t'aider dans ta démarche, que ce soit administratif, ou pour t'aider à trouver les bons interlocuteurs en dehors du circuit de ton père (car je peux comprendre que tu préfères vivre cela hors du giron familial).
Je suis là. Je peux appeler, je peux écrire, je gratte très bien aux portes des médecins. J'ai dû être un bouledogue coincé sur une savate dans une autre vie.
Et puis, je serai à Paris la première semaine de juillet. Je peux t'accompagner à une consultation, t'attendre dans la salle d'attente, te récupérer en larmes et te prendre dans les bras. Je peux prendre RDV pour toi si tu veux. Je peux venir avec une excellente bouteille de vin pour le docteur. Et puis on peut s'en ouvrir une autre pour nous dans la foulée. Si, si, je te le promets. Dis-moi « Go ». Et je fais.
Alors, je l'attends, ce « go ».
Je t'embrasse. De tout mon cœur.

Naomi

Au-delà de cette limite, votre ticket n'est plus valide

Ce week-end, je rejoins mes parents à la campagne. À la croisée de l'Ain et de la Savoie se trouve la maison de mon enfance. J'y passe tous mes étés. Cette région, je la connais par cœur, et dans cette baraque, plus rien ne m'émeut. C'est l'œuvre de maman. Moi, j'habite le décor. Sur les murs sont accrochées mes toiles : quelques esquisses tirées d'un vieux carnet de croquis, rehaussées d'un cadre en chêne clair, mais aussi les aquarelles que j'ai peintes à 8 ans dans l'atelier de la rue Tronchet. C'est l'époque des aventures à l'eau, des sucettes Chupa Chups et des vernis à paillette.

Je monte avec indifférence dans le TER qui me conduira jusqu'à la gare ferroviaire. Arrivée prévue à dix-huit heures cinquante-six, voie 2. Papa m'attend sur le parking. Encore un week-end sans surprise. Demain j'irai courir dans les marais, m'abandonnerai dans le hamac à l'ombre des érables avant de me remettre au travail. J'ai pris du retard ou plutôt je dois m'avancer. Vers dix-huit heures trente, nous nous réunirons sur les transats pour l'apéritif. Maman débouchera une bouteille de cidre demi-sec AOC et tartinera des crackers de tapenade. Elle adore ça, la tapenade.

Pas de houmous, tarama ou *baba ganoush.* De la tapenade. Ah ! et puis des gressins aussi, parce que papa aime bien. Pour le dîner je préparerai un plat de pennes al dente sauce marinara, ma spécialité. Je m'installerai en tailleur sur le petit mur habillé de lierre. Depuis la porte-fenêtre, maman - heureuse mais inquiète - m'observera griller mes cigarettes.

Papa vient d'investir dans une flotte de vélos électriques flambant neufs qu'il est impatient d'étrenner. Moteur intelligent, monture haut de gamme et design épuré. La presse évoque le boom des ventes de vélo avec assistance. Demain on ira faire le tour du lac du Bourget. Bien évidemment, je suis de la partie. Dès qu'il est question d'effort, en particulier d'effort physique, je rapplique. J'ai calculé qu'avec mes deux sorties running et mes trois séances de renfo en salle depuis lundi, j'ai déjà parcouru 25 kilomètres et brûlé 4 200 calories. Si j'ajoute les 150 grammes de pâtes ingurgitées hier soir et la part de tarte aux pommes de dimanche midi, mon rendement calorique reste négatif.

Vers neuf heures nous sommes équipés, prêts à partir. Avec sa douceur et sa gaucherie légendaire, papa s'assure que mon casque est bien fixé. J'appuie sur « Reset » et actionne le mode « éco ». C'est parti ! Au kilomètre 12, le temps se gâte. Qu'importent les intempéries, nous poursuivons le périple jusqu'à Aix-les-Bains où nous nous arrêtons pour déjeuner. Après les filets de rouget à la plancha et leur couronne de riz vapeur, je siffle un coca light, éructe gracieusement, bide gonflé. Maman croque sa dernière frite tandis que papa savoure une coupe de crème glacée. On apporte une troisième cuillère.

— Tu goûteras ?

— Non.

Je veux, mais je ne peux pas.

À quatorze heures, nous nous remettons en route : 28 kilomètres au compteur. À mesure que nous pédalons, le ciel s'assombrit et le vent se fait plus menaçant. Au kilomètre 43, la pluie commence à tomber. Nous sommes sur le point de franchir le col qui nous mènera vers la prochaine vallée. La route est monotone, étroite et sombre. Nous parcourons un tunnel long de plusieurs kilomètres. Mon dos ruisselle de pluie et de sueur. Arrivée à l'extrémité du couloir, je fais une courte halte et guette les phares des vélos. L'orage n'a pas cessé. Sur notre route, aucun abri. Apercevant deux silhouettes se détacher au loin, j'enlève ma béquille et enclenche le mode « turbo ». Petit à petit mon pouls s'accélère. J'ai les jambes qui flageolent, elles vont me lâcher. Encore 20 kilomètres. Pour ne pas perdre pied, je scande tout haut des « Allez papa, accroche-toi ! » comme une exhortation à continuer. Sur les derniers kilomètres, je ne dis rien. Je ne réponds ni aux sifflements aigus de maman ni aux injonctions de papa. Je suis contrite, abattue. Le cœur va lâcher. Je vais le faire, ce putain d'infarctus. Ça fait des semaines, des mois que je l'attends. Je n'ai pas le cran pour un suicide, mais rêve d'un repos lent, végétatif, d'un courant qui vous enveloppe et vous embarque dans ses limbes. Inconsciente et légère, ne plus rien sentir, ne plus penser : débrancher.

Nous regagnons le village sous une pluie polaire. Je suis trempée de la tête aux pieds, j'ai les doigts gourds et les muscles raides, transis. J'abandonne le vélo dans la cour et me précipite vers la maison. J'ôte mes vêtements ruisselants, d'abord les baskets, puis le bas. Mes sous-vêtements eux aussi sont humides. Dans mon entrejambe, une tache se répand, et le long des cuisses, un parfum d'urine.

— T'as 30 ans ma chérie, ça va pas ? glousse maman.

Non, maman, ça va pas. Tu l'ignores encore, mais il y a deux mois j'ai contacté tous les hôpitaux de Paris spécialisés dans la prise en charge des troubles alimentaires. On m'a indiqué les coordonnées du centre expert, à Sainte-Anne. Il faut constituer un dossier, rédiger une lettre et faire tout un tas d'examens pour être admise en consultation. J'ai pris des notes sur un post-it que j'ai jeté. Je n'ai pas le temps. Ce n'est pas le moment.

Au lendemain d'une nuit fiévreuse en hypothermie, je consulte l'historique de mes recherches Google et retrouve le numéro du centre expert. Lundi matin à la première heure, j'appellerai le secrétariat.

Je n'ai pas encore répondu au courriel de Naomi. J'attendais ce point de bascule, le catalyseur pour passer à la vitesse supérieure. Et puis je ne veux pas la décevoir. Je veux lui promettre d'essayer, pas de réussir, mais au moins d'essayer.

Lundi matin. Entre deux réunions, je m'isole sur la plateforme située près des ascenseurs. À l'autre bout du fil, le secrétariat du centre expert. Nous sommes en juillet 2019.

— Bonjour, cela fait trois semaines que je vous ai contacté.

— Anaïs ? Oui, bien sûr, votre admission est prévue pour septembre, vous allez recevoir une convocation. Rappelez-moi votre adresse e-mail ?

J'ai peur qu'on m'entende, il y a beaucoup trop de monde dans le couloir. Je marque une pause.

— Allo ? Je n'ai pas compris.

— Alors c'est a.nighoghossian...

Je raccroche et me précipite sur mon clavier pour écrire à Naomi. Elle me répond dans l'instant. Elle a les larmes aux yeux. Je crois qu'elle pleure de joie, d'espérance aussi. Une énergie folle la traverse ; je sais qu'elle marchera avec moi. Je n'en ai parlé à personne. Surtout pas à mes parents. C'est entre elle et moi. Elle et moi seulement.

Août 2019, je prends le large pour quelques jours sur la rive turque de la mer Égée. Là-bas tout me rappelle Nany : le rose des bougainvilliers, l'arôme du café, la chicha sur le port, les keftas sur le gril. Pourtant je compte les jours. J'attends mon heure. Alors que je suis allongée au bord de la piscine, mon téléphone vibre. C'est le secrétariat du centre expert. Je suis attendue à l'hôpital de jour. « Merci de venir à jeun, un petit-déjeuner vous sera servi à l'issue du bilan sanguin. » Marquer comme lu.

Il est onze heures. Doria, ma camarade de débauche, sirote un Moscow mule en frictionnant ses cuisses de monoï. Elle me dit de jeter un coup d'œil au jeune éphèbe en caleçon *off-white* exhibant ses tatouages au bord du jacuzzi. On dirait David Beckham.

— Ha ! ha ! Ouais, t'as raison. Attends, je vais lui montrer les miens.

Je me lève, retire ma nouvelle paire de solaires Gucci écaille et plonge dans l'azur chloré. Dans quelques secondes, j'aurai touché le fond.

Après avoir étudié les modalités d'entrée dans la carrière anorexique, Muriel Darmon s'est interrogée sur les possibilités d'une « sortie de carrière ». Comme l'évoque un soignant,

« [v]ouloir s'en sortir, c'est accepter la transformation par l'hôpital, l'institution et coopérer à cette transformation. »

En juin 2019, alors que j'effectue les toutes premières démarches auprès du centre expert, j'ignore où me mènera cette trajectoire encore floue. La rencontre avec le personnel hospitalier quelques semaines plus tard allait ébranler toutes mes certitudes, et ensevelir à jamais le fantôme de Saint-Vincent-de-Paul.

Centre hospitalier Sainte-Anne
1, rue Cabanis 75674 Paris cedex
Clinique des maladies mentales et de l'encéphale
Centre TCA

Mlle Anaïs Nighoghossian
*06 ********
Paris, le 3 juillet 2019

Madame, Monsieur,

Aujourd'hui âgée de 30 ans, je souffre de TCA chroniques depuis l'âge de 14 ans. Une anorexie mentale déclarée pendant l'adolescence m'a conduite en 2006 à me faire hospitaliser dans le service du Docteur C. à la Clinique Saint-Vincent-de-Paul de Lyon (voir compte rendu ci-joint).
Au terme d'une prise en charge de 4 mois, j'ai repris le cours de mes études ainsi qu'une alimentation normale au sein de la cellule familiale.
Mon départ du foyer et mon installation à Paris il y a 10 ans ont bouleversé l'équilibre apparemment retrouvé

à la sortie de la clinique. Négligeant la qualité de mon alimentation, j'oscille entre prise de poids massive (pic à 62 kg en 2014) et perte de poids significative (chute à 45 kg en 2015 puis en 2019).

Et si mon régime alimentaire actuel semble rigoureux, quoique restrictif (pas de vomissements, pas de laxatifs, pas de jeûnes), je ne parviens pas en dépit de mes efforts à retrouver un poids de forme suffisant en regard de ma taille (172 cm), mon (hyper) activité professionnelle et mon activité physique (3 à 4 h d'entraînement hebdomadaire).

Comme l'évoque mon médecin traitant dans son diagnostic, je suis en aménorrhée depuis plus d'un an et observe une perte de cheveux récurrente.

Forte de ces constats, je sollicite votre aide pour m'aider à comprendre mes besoins, identifier mes carences et lever les freins psychologiques qui demeurent et m'empêchent de me débarrasser de ces troubles quotidiens (pesée, décompte des calories, obsession de manger « sainement »...).

Ma démarche n'est pas contrainte par mon entourage, mes parents ayant largement œuvré pour ma première hospitalisation il y a 13 ans, mais elle est spontanée et assumée. Je souhaite franchir une étape supplémentaire pour enfin être libre et ne plus mettre en péril ma santé.

Je vous remercie de l'attention que vous porterez à ma démarche.

Cordialement,

Anaïs Nighoghossian

TROISIÈME PARTIE

« Y a pas d'recette, pour supporter les épreuves
Remonter les cours des fleuves, quand les tragédies pleuvent
Y a pas d'recette, pour encaisser les drames
Franchir les mers à la rame, quand l'horreur te fait du charme
Y a pas de recette, quand t'en avais pas non plus
Personne t'avait prévenu, tu t'es battu comme t'as pu
Y a pas de recette, quand l'enfer te serre la main
Abandonner c'est humain, l'avenir c'est loin. »

Grand Corps Malade,
« Derrière le brouillard », Mesdames, *2020*

Place d'Italie

J'ai reçu une convocation au centre expert de l'hôpital Sainte-Anne pour le lundi 2 septembre 2019 à huit heures trente. Naomi m'accompagne. Elle a fait le trajet depuis les Pyrénées pour me tenir la main. C'est elle qui a tiré la sonnette d'alarme après avoir aperçu sur Instagram le spectre du lac de Côme. Elle qui m'a ouvert les portes de son loft et celles de son cœur ashkénaze en 2007, à ma sortie de Saint-Vincent-de-Paul. Elle qui m'a fait découvrir le Paris des créateurs, les couchers de soleil sur la Butte-aux-Cailles, les designers du Marais, les façades pastel de la Mouzaïa, les terrasses ouvertes sur le canal Saint-Martin. Elle qui m'a inculqué son sens du raffinement, m'a appris à faire des merveilles avec de l'huile de truffe. Elle qui éponge mes larmes après chaque rupture, avec empathie mais sans concession. Il y a dix ans Naomi m'a choisie comme marraine de son fils aîné. Quand deux fragilités s'additionnent, parfois elles s'annulent.

La veille, on s'est donné rendez-vous au musée Picasso. Le peintre et la Méditerranée. On voyage le long des galeries bleu outremer. On rêve, on s'aventure. Je repousse les heures qui me rapprochent de l'hôpital. Naomi est là. Elle me sourit. On flâne dans les ruelles du haut Marais. Un soleil doux et enveloppant vient réchauffer mes épaules. On fait une halte dans les jardins de l'Institut suédois, où je sirote une limonade glacée. On s'assoit sur les marches, côte à côte. Il n'y a pas de drame, pas d'inquiétude. On marche jusqu'au café La Perle dans la rue Vieille-du-Temple. Je commande un gin tonic, Naomi s'offre une bière blanche. Je lui dis tout. J'ai la trouille et elle le sait. Une peur terrible m'envahit : la peur d'échouer. Naomi ne renonce pas. Elle y croira pour deux quand mes forces me trahiront.

— Tu devrais commander un deuxième gin.

— Tu rigoles, je suis à jeun.

Naomi règle l'addition. On fait quelques pas jusqu'au restaurant japonais. Elle opte pour un menu C ; moi, pour un assortiment de makis et de sashimis.

— Douze pièces tu crois ?

— Oui, douze pièces c'est bien.

Sauce sucrée. Le wasabi vient taquiner mes narines. Je verse une larme dans la liqueur de prune. Naomi m'observe de son regard vert débordant d'espoir.

— Allez, ma cocotte, on y va. Demain tout ira bien.

Je porte un tailleur-pantalon bleu marine et une paire de baskets Stan Smith. Je me présente en salle d'attente, le ventre vide, avant de faire la connaissance de l'infirmière qui m'accompagnera tout au long de la prise en charge. Elle s'appelle Marion. Elle a le regard doux et un sourire discret. J'ai envie de lui tomber dans les bras. Elle m'appelle par mon prénom comme si elle me connaissait, comme si elle m'attendait. À elle comme aux autres membres de l'équipe soignante, je devrai tout dire, tout répéter, dans les moindres détails. J'ai 30 ans et c'est ma dernière chance de m'en sortir. Je suis malade depuis quinze ans, soit la moitié de ma vie. Je ne pourrai sacrifier la prochaine. Il n'y a plus une minute à perdre.

Marion est une infirmière dite « spécialisée ». Elle doit avoir une quarantaine d'années. Grande, solide, elle a un teint de pêche, des yeux noisette et une coupe à la garçonne avec des reflets miel. Derrière ce charme débonnaire et sucré se cache une grande force de caractère. Professionnelle et dévouée, elle adopte une attitude à la fois maternelle et pragmatique.

Dans mon infortune, j'ai eu la chance d'être prise en charge très vite par l'institution, sans piston. Je refuse de passer pour la fille à papa. Un an plus tard, la crise sanitaire a fait des ravages et le nombre de demandes d'hospitalisation pour troubles alimentaires a explosé. Les délais de prise en charge à Sainte-Anne sont passés de deux à six mois. Alors en décembre 2020, je signe une tribune dans le *Huffington Post* pour alerter. La soumission à la loi du tout sanitaire ne doit pas entraver le déroulement des soins et des thérapies de groupe en milieu hospitalier.

Retour à Sainte-Anne. La journée démarre par la pesée. Je me déshabille dans le bureau de l'interne en psychiatrie. Malgré la température estivale qui règne dans la pièce, j'ai la chair de poule. Les yeux rivés sur la balance, je prends conscience de ce corps en déliquescence ; il ne m'appartient plus. On me conduit au réfectoire, où le petit-déjeuner est servi. Je claque des dents et laisse échapper un rictus plein d'ironie en découvrant la gueule du plateau-repas. Sainte-Anne ou Saint-Vincent-de-Paul, même combat : thé noir Lipton, sachets de biscottes Heudebert, confiture à la fraise Grand Jury. Je voyage en terrain connu.

D'un geste, Marion me tend un plateau et m'invite à rejoindre la table où s'est installée une patiente. Elle s'appelle Claudia. Je fais volte-face, saisis mon plateau et m'installe au fond du réfectoire, dos à Claudia. Je ne veux pas la voir, je ne peux supporter son visage exsangue, sa pupille éteinte, le bleu des veines qui transpercent sa peau blême. Ma biscotte engloutie, je rejoins la salle d'attente. Une fille est étendue sur une civière. Claudia est transférée à Garches pour cause de dénutrition grave - la sonde naso-gastrique comme ultime secours.

Après la pesée, le petit-déjeuner, je retrouve Marion dans son bureau pour un long entretien. Elle m'explique pas à pas le déroulement du programme de soins et me présente l'équipe de spécialistes qui m'accompagnera. On refait l'historique, depuis l'apparition des premiers TCA en classe de seconde à l'âge de 14 ans, jusqu'au déclic qui m'amène ici, avec, dans l'intervalle, une plongée dans les arcanes de Saint-Vincent-de-Paul.

Marion me demande ce que j'attends de mon séjour à Sainte-Anne. Je lui réponds que j'ai besoin d'aide.

— Il faut que ça s'arrête. Je veux être libre. Saint-Vincent-de-Paul c'est ma plus grande douleur. J'en ai connu d'autres, le décès d'un proche, une rupture, une période de chômage. Je m'en suis relevée. Mais pas de Saint-Vincent-de-Paul. La plaie est restée grande ouverte. Elle est béante.

Je renchéris :

— À Saint-Vincent-de-Paul, on m'a dit que l'anorexie, on n'en guérit pas. Qu'on vit avec... Pourtant j'suis là. Vous allez m'aider, hein ? Promis, vous allez m'aider ?

Marion prend des notes avec attention puis s'arrête un instant. Elle pose son stylo et d'une voix débonnaire, assure :

— Mais qui vous a mis ça dans la tête ? Votre pathologie n'est pas une fatalité, et bien sûr qu'on en guérit, si l'on en a la volonté. Autrement il y a longtemps qu'on aurait renoncé... !

En France, d'après les statistiques de l'Inserm[6], la moitié des personnes soignées pour anorexie mentale à l'adolescence guérissent, un tiers s'améliore et 21 % souffrent de troubles chroniques. On parle d'anorexie mentale chronique lorsque la phase anorexique est supérieure à cinq ans. Enfin, 5 % des anorexiques décèdent.

J'appartenais aux 21 % d'anorexiques en perdition. Je souffrais d'une maladie chronique ou affection « de longue durée, évolutive, souvent associée à une invalidité et à la menace de complications graves », d'après la définition du ministère de la Santé.

Après mon entretien avec Marion, je suis prise en charge par la diététicienne. C'est parti pour une calorimétrie. L'objectif est de calculer la dépense énergétique de mon corps au repos. On va très vite savoir quel est l'apport calorique nécessaire au bon fonctionnement de mon organisme. Ensuite on mettra tout ça en perspective avec mon alimentation au quotidien. Je dois détailler le contenu de chaque repas : combien de Wasa au petit-déjeuner, de cuillères d'huile d'olive dans ma salade, la teneur en matière grasse du fromage blanc, 0 ou 10 % ? Et les pâtes, combien de fois par semaine ? Il faudra tout dire, ne rien cacher. On n'est pas là pour faire la bonne élève. Il n'y a pas de note à la clé, juste une chance de se faire aider.

6. Institut national de la santé et de la recherche médicale.

À midi, rebelote. Je retrouve les filles en salle à manger. Nous sommes au moins dix. Impossible de m'isoler. Finies les chaises musicales, je vais devoir affronter le spectacle de leurs mines lugubres, défier mon reflet dans leur regard. Ça commence par un tour de table. T'as quel âge ? Tu viens d'où ? Tu fais quoi ? Toutes les questions sont permises hormis celles qui touchent aux TCA. À table, on parle du cancer de mamie, de la météo des jours de pluie, mais surtout pas d'anorexie, de boulimie ou d'hyperphagie.

Retirant minutieusement l'opercule de la barquette vapeur, je plante ma fourchette dans les carottes vichy, redoutant la salve de questions qui se profilent. Bientôt ce sera mon tour... après, Charlie, 26 ans, coiffeuse ; Alexandra, 21 ans, étudiante ; Manon, 20 ans, en troisième année d'école d'infirmière ; Dorothée, 40 ans, qui bosse à la Sécu ; Charlotte, 15 ans, élève de CAP.

Anaïs a 30 ans. Elle est diplômée d'une grande école et cadre supérieure pour une marque de luxe. Elle vit dans le 7e et travaille dans le 8e, déjeune au Crillon les jours de semaine et sirote des gin tonics le week-end, fait de la plongée en hiver et du jet-ski l'été, voyage en Business à l'étranger, rentre en Uber le samedi soir. Elle ne compte pas les pourboires, porte des tailleurs The Kooples et collectionne les paires de Nike. Ce lundi 2 septembre 2019, elle bouffe une barquette de carottes vichy dégueulasses au réfectoire du centre expert de l'hôpital Sainte-Anne et elle a honte. Malade parmi les malades.

D'après les travaux d'Howard Becker, le groupe symbolise le lieu d'apprentissage de la déviance. C'est à travers lui que s'effectue la prise de conscience de son addiction, de son trouble, de sa pathologie – celle qui vous écarte de la norme sociale, qui vous en bannit. Cette prise de conscience au sein du groupe serait un préalable au soin, une étape nécessaire pour entrer en coopération avec l'institution, poser les premiers jalons d'un contrat de prise en charge à travers lequel le patient est avant tout acteur de sa guérison. À la différence de Saint-Vincent-de-Paul et parce que mon désir d'entrer en thérapie est motivé, je subis au sein du groupe l'effet miroir. Je me reconnais dans chacune d'elles, dans leurs délires, leurs attitudes espiègles et souvent rebelles. Des « Madame je-sais-tout » qui pérorent, ça fait du bruit, c'est sonore, ça veut épater la galerie. Ça pose des questions, ça fulmine, ça déborde de confiance en soi, ça veut plaire, ça désarçonne. C'est fragile, c'est enfantin. Ça affole, ça intrigue. Ça s'épuise aussi.

Pendant le déjeuner, Marion se tient en retrait. Elle nous observe, assise sur une chaise au fond du réfectoire. Lorsqu'une fille a terminé, elle note ce qu'elle a mangé. Personne n'est forcé. On fait comme on peut. Manon a laissé le poisson pané, Charlotte n'a pas touché au fromage blanc, Anaïs n'a pas fini son pain.

La panique me gagne et Marion s'en aperçoit. Elle se lève et met un terme à mon supplice :

— Anaïs, si vous avez terminé, vous pouvez quitter la salle à manger.

Avant de partir, elle me propose un thé.

— Oui merci, volontiers.

Je regagne la salle d'attente fiévreuse mais soulagée.

Dans l'après-midi, entre deux séances de tests cognitifs et comportementaux encadrés par une équipe de neuropsychologues, je me plonge dans *Les Misérables.* Assise en salle d'attente, les jambes croisées, lèvres pincées, je grelotte. Marion m'aperçoit et m'invite à me rapprocher de la verrière. Les rayons du soleil viendront réchauffer mon dos. En fin de journée, je la retrouve dans son bureau. Elle s'apprête à me poser les capteurs qui serviront à suivre ma glycémie et à enregistrer mon rythme cardiaque. Pendant une semaine, je devrai relever à l'aide d'une télécommande mon taux de sucre, au réveil, avant le déjeuner et après l'effort. À partir de ces données, le professeur G., chef de service de la Clinique des maladies mentales et de l'encéphale de l'hôpital, rendra son diagnostic. Avant de partir, Marion me laisse sa ligne directe. À tout moment je peux l'appeler. Elle me souhaite bon courage et me donne rendez-vous dans quelques jours pour la prochaine étape du soin.

En sortant, je titube, incapable de réfléchir à ce qui m'arrive. Ma vie va changer, j'en ai la certitude, mais comment faire confiance ? J'ouvre avec agitation mon dossier d'admission. Il contient, entre autres courriers médicaux, le compte rendu de mon hospitalisation à Saint-Vincent-de-Paul. Quatorze ans se sont écoulés depuis ces mois d'isolement forcé. Quatorze années de ténèbres, de déni. Quatorze années de galère, de mensonges. Quatorze années d'ignorance. Je veux comprendre. D'un coup d'œil, je parcours le recto de la feuille A4 qui fait office de compte rendu. Noir sur blanc, en police Comic Sans MS et corps 12, il est écrit :

> *Son hospitalisation s'est bien passée avec, au-delà de la reprise pondérale de 46 à 55 kg, le retour des règles, un bon travail sur elle-même avec une certaine critique de son état antérieur (...) Lors de sa sortie, on la sentait détendue et souriante (...) Son traitement de*

sortie comportait simplement un peu de Lysanxia que je pense lui diminuer rapidement.

Un peu plus bas figurent la signature et le tampon du docteur C.

Je suis atterrée, abattue. Je fais quelques pas le long du boulevard Auguste-Blanqui, bute sur un poteau et chancelle jusqu'à la place d'Italie. Le compte rendu est sans appel. Vide, amateur, elliptique. Je m'effondre en pleurant et appelle maman. J'ai envie de hurler, d'étrangler cet enfoiré, de cracher à la figure de cet imposteur. Assise sur le pavé, je relève la tête et repense à cette phrase d'Hugo qui, quelque part dans *Les Misérables*, écrit : « La colère peut être folle et absurde ; on peut être irrité à tort ; on n'est indigné que lorsqu'on a raison au fond par quelque côté. »

Lundi 2 septembre 2019. Il est dix-sept heures douze, place d'Italie. La vie commence ici, elle commence maintenant. La route sera longue, mais je ne manque pas d'entraînement.

Gare de Lyon

De retour à Sainte-Anne, j'ai rendez-vous avec Marion, qui m'ôte les capteurs avant de procéder à l'analyse des enregistrements. Ce soir, je serai reçue par le professeur G., qui rendra son diagnostic. Avant cela, je dois subir une batterie de tests cognitifs qui révéleront les spécificités de mon tissu cérébral.

On me conduit dans une petite salle sombre équipée d'ordinateurs. Le neuropsychologue m'explique la consigne de l'exercice. Au cours des trente prochaines minutes, la boule noire que je visualise à l'écran infléchira sa trajectoire en suivant une règle bien spécifique. Elle ira tantôt à gauche, tantôt à droite, effectuera une diagonale ou conservera le même mouvement. Chaque déplacement obéit à une nouvelle règle. Je dois l'anticiper. L'exercice a pour but d'évaluer ma plasticité cérébrale. Suis-je capable d'adaptabilité en intégrant la nouvelle règle ou suis-je au contraire rigide, en persévérant dans la règle antérieure ? La rigidité mentale étant l'une des caractéristiques majeures de l'anorexie, l'évaluer permet de détecter l'aptitude au changement et donc à la guérison de chaque patiente. Est-elle prisonnière d'un seul schéma, d'une seule règle ? Ou bien est-elle en mesure d'en épouser un(e) autre ?

Par la suite, un autre exercice viendra mesurer ma capacité d'abstraction. Après avoir visualisé une minute une figure complexe, je dois la reproduire sur une feuille blanche en y intégrant un maximum d'informations. Plusieurs approches sont possibles : rentrer par le détail, le particulier, ou par la structure. L'obsession du détail, du fragment, de la partie est un trait commun chez les patientes souffrant d'anorexie. Bien souvent leur attention se focalise sur un détail insignifiant du tout, si bien qu'elles ne peuvent appréhender les situations dans leur contexte, leur globalité, leur complexité. De là naissent les symptômes et, pour le dire trivialement, l'impression de se noyer dans un verre d'eau.

Vers seize heures, je suis convoquée dans le bureau du professeur G. Sa posture bienveillante allie maîtrise et décontraction. Il me sourit et m'invite à m'asseoir en face de lui. Le compte rendu qu'il me tend est solide, détaillé. Il parcourt d'abord le bilan biologique et hormonal. Je suis en aménorrhée depuis deux ans et souffre d'une carence en fer et en vitamine B12, laquelle joue un rôle majeur dans le transport des globules rouges. Les résultats du bilan cardiaque n'ont rien d'alarmant, mais le professeur G. en donne une lecture plus équivoque.

— Votre pouls est lent et régulier, ce qui est à la fois rassurant et inquiétant, car dans l'état de dénutrition où vous vous trouvez, demain en rentrant de votre footing, votre cœur peut cesser de battre et on ne l'aura pas vu venir.

Il affirme que ces quinze années d'anorexie n'ont laissé aucune séquelle neurologique. Les conclusions des tests de rapidité et de plasticité cérébrales sont encourageantes. Contrairement à la plupart des patientes, je suis douée d'adaptabilité et d'une aptitude forte à l'abstraction.

Autrement dit, je suis apte au changement. Une alternative est possible si je décide de m'affranchir des figures dont je suis prisonnière. La suite du traitement reposera notamment sur une série d'exercices de remédiation cognitive, visant à déconstruire les schémas pathogènes sur lesquels s'est fixée la maladie.

Il n'y aurait donc aucune fatalité. Si j'en suis capable, alors je vais changer. Il existe une vie sans la maladie, que je m'apprête à traverser. Bien sûr je serai accompagnée, mais la donne s'est inversée. Que vais-je faire de toute cette liberté ?

Le professeur G. dresse une liste d'examens complémentaires à faire dans les prochaines semaines : un bilan biologique exhaustif ainsi qu'une ostéodensitométrie pour mesurer la teneur en calcium de mes os et s'assurer qu'ils ne se fissurent pas, la dénutrition entraînant un risque d'ostéoporose. Nous définissons ensemble une feuille de route pour l'année en cours.

— On va constituer une petite équipe autour de toi.

Je serai entourée d'un noyau d'experts au quotidien, et ce, pendant plusieurs mois : nutritionniste, psychiatre, généraliste. À cet aréopage inédit s'ajoute une psychothérapie de groupe, une fois par semaine à Sainte-Anne. Aucune absence n'est tolérée ; le programme s'inscrit sur la durée et son succès repose sur l'engagement de chaque participante.

Je sors de la CMME chargée d'ordonnances, prescriptions, cartes de visite et lettres de recommandation. Je vais devoir m'organiser. Je déverrouille mon casier pour attraper d'une main vacillante le sac de sport trop lourd qui contient mes affaires. Marion me vient en aide et le dépose sur mon épaule. Je balbutie quelques mots de remerciement avant de m'éloigner pour emprunter la ligne 6 direction Bercy. Je pars quelques jours à Lyon retrouver mes parents.

En arrivant à la gare, mon téléphone sonne. C'est maman. Ma vie va changer, maman, tu ne sais pas à quel point. Demain soir on dînera à l'Est. Papa a réservé pour vingt heures. Je rêve d'un baba.

Le retour à la maison est douloureux, la charge émotionnelle trop forte.

Comme à son habitude, maman débouche une bouteille de cidre AOP, mais ses mains tremblent lorsqu'elle remplit nos verres. Je ne sais par où commencer. Mes parents m'observent d'un regard contrit. Après la première gorgée, papa sortira d'un silence confus pour m'adresser un « Et alors ? » des plus maladroits.

— Comment ça s'est passé ?

J'ai le sentiment absurde de devoir raconter mon dernier week-end entre copines. Où ? Quand ? Avec qui ? C'est risible. À mon tour j'avale une gorgée. Mes larmes coulent. Le poiré a un goût salé.

Je parviens, fébrile, à ânonner quelques mots. J'expose à mes parents le protocole dans ses grandes lignes : l'entretien, la calorimétrie, les capteurs. J'entame le récit des tests cognitifs d'une voix chevrotante quand papa m'interrompt avec véhémence. Il faut qu'il étale sa science, lui, l'éminence grise, le grand patron, pionnier de la thrombolyse en France. Lui, le visionnaire, l'homme de sciences, mes conneries de tests, il s'en tamponne.

— Oui, toi, t'es cerveau droit, comme moi. Intuitive, émotionnelle. Ils t'ont dit ça à Sainte-Anne ? Et quoi d'autre ? Je te l'avais dit, moi, je te connais. Tu sais que j'ai beaucoup écrit sur l'anorexie, on a publié tous mes travaux.

Comme à son habitude il me dame le pion. Il lui faut toujours un coup d'avance, gare à ceux qui s'aventurent sur ses plates-bandes. Ma mère l'écoute, béate. En boule sur le canapé en cuir marron, j'ai le sang qui bouillonne. Une parole de plus et je me jette sur lui. Je vais le faire taire. Même ma douleur, il veut se l'approprier ! Mon courage, mes luttes, mes victoires... Depuis toujours, je suis son faire-valoir.

— Si tu savais, alors pourquoi tu n'as rien dit ? Depuis quinze ans, tu n'as cessé de vouloir oublier. Tu t'évertues à enterrer le passé.

Chaque été, lorsque submergée par le chagrin, je fête le triste anniversaire de mon internement à Saint-Vincent-de-Paul, mon père quitte la table. Il n'a qu'un seul mot à la bouche « Oublier ». Je ne retiens plus mes larmes. Je ne modère pas non plus le flot d'invectives qui jaillit de mon désespoir. Je leur en veux à tous, à lui, à maman, au docteur C. Je vomis leur hypocrisie, leurs silences, leurs non-dits. Papa renchérit. Drapé dans son orgueil, il refuse de perdre la partie.

— Laisse parler ta fille, tempère maman.

Des larmes coulent sur ses joues mates. Dans ses yeux délavés, je devine l'impuissance qui l'assaille. Ma maladie c'est son échec. Aurait-on pu l'éviter ? Je n'ai jamais fait le procès de mon père. Ce livre n'est pas un réquisitoire, mais un acte de réconciliation. On ne réécrira pas l'histoire. Il n'y a ni coupable ni responsable. Papa m'a dit un jour que, lorsqu'il s'en ira, je serai guérie.

Allée Charles-Baudelaire

J'ai commencé ma thérapie. Comme un alcoolique en sevrage se rend aux AA, je participe chaque mercredi soir au groupe Tout TCA. À Sainte-Anne, on traite les troubles du comportement alimentaire comme une addiction, alors on vient chercher dans le groupe le soutien, l'énergie et l'écoute nécessaires pour avancer et ne pas replonger. Au début, j'étais réticente, cultivant la défiance envers mes compagnons de route. Cette route, on la commence à douze. Six mois plus tard, on la termine à deux.

Pour rejoindre notre salle, j'emprunte l'allée Charles-Baudelaire. La structure pavillonnaire de l'hôpital, entièrement reconstruit par le baron Haussmann en 1863, lui donne des allures de village. C'est une ville dans la ville. Une cité. La cité des fous, qualifiée aussi d'asile clinique sous le Second Empire. À chaque allée, son saint patron. Je souris en pensant aux génies siphonnés qui finirent entre ces murs, héritant un siècle plus tard d'une allée à leur nom. Baudelaire, Nerval, Verlaine. La fine fleur du romantisme s'est donné rendez-vous. Aphasique et hémiplégique, le premier décédera de la syphilis à 46 ans. Le deuxième se donnera la mort à 47 ans, pendu aux barreaux d'une grille d'égout. Le troisième mourra d'une pneumonie à 51 ans, ravagé par l'alcoolisme. Ici, pas de condamnation ni de procès, mais la promesse d'une mort lente, sans public, anonyme.

Ce mercredi en longeant l'allée Charles-Baudelaire, je repense au poème que papa m'a laissé.

J'ai 9 ans et je trimballe le vieux recueil de poésie. La couverture est abîmée. Une page est cornée. Je l'ouvre sur *L'Invitation au voyage*. En classe on nous enseigne *L'Albatros*. Mais comme j'avance à rebours des programmes académiques, à l'heure du dîner, je déclame les vers du poète maudit.

Mon enfant, ma sœur,
Songe à la douceur
D'aller là-bas vivre ensemble !
Aimer à loisir,
Aimer et mourir
Au pays qui te ressemble !
Les soleils mouillés
De ces ciels brouillés
Pour mon esprit ont les charmes
Si mystérieux
De tes traîtres yeux,
Brillant à travers leurs larmes.

Là, tout n'est qu'ordre et beauté,
Luxe, calme et volupté.

Les séances du mercredi sont animées par le docteur B. Psychiatre à Sainte-Anne, elle officie au sein de l'unité « sevrage ». Certaines filles hospitalisées pour anorexie mentale ou boulimie viennent y soigner leur addiction aux vomissements, à l'alcool, au shit, à la cocaïne. Lors de la première séance, je rencontre Charlotte. Je peine à lui donner un âge. Elle porte un jean boy-friend, des Vans un peu crades, un sweat trop large. Elle a les joues pleines et les fesses plates. Elle ressemble à une ado. Entre deux âges, entre deux styles. Entre deux mondes aussi : celui de l'hôpital, où j'apprends qu'elle vient de passer trois semaines en sevrage, et l'autre, pour lequel on est plus ou moins doué, où elle est prof d'art plastique. Charlotte est alcoolique et anorexique, ou anorexique et alcoolique. Bref, elle cumule. Quand elle jeûne ou quand elle boit, Charlotte se sent désirable, décomplexée. Elle se préfère les joues creusées. Ces derniers temps, elle se dégoûte, alors elle nage deux heures par jour dans la piscine des Halles. Dans l'eau personne ne la regarde. Elle dit qu'elle s'assomme. Le sport comme antalgique, moi aussi je pratique.

Le docteur B. doit avoir une cinquantaine d'années. Petite, brune, menue, elle a les yeux vifs, le regard perçant. Ses deux prunelles « bleu sauvage » vous déshabillent en une fraction de seconde. Elle porte un blazer en velours noir et des bottines en cuir cloutées. Elle a de l'allure et de l'aplomb. Je fais tout pour qu'elle me remarque. Je soigne mon style et ma ponctualité, questionne, prends la parole. Je veux m'en faire une alliée. Le docteur B. a un humour piquant qui désarçonne. Elle nous sauve par son cynisme et son espièglerie. Elle sait aussi ménager les silences, accueillir nos souffrances avec pudeur et gravité. Elle sollicite les unes pour soulager les autres, mobilise toute notre attention. Son énergie est contagieuse. Il y a chez elle une force indicible, une rage de vaincre qui vous transporte. Elle ne manifeste nulle fatalité ni résignation.

L'approche thérapeutique développée par le docteur B. se fonde sur la déconstruction des pensées automatiques et obsessionnelles qui parasitent le malade. Son objectif ? Donner aux patientes une solution clé en main leur permettant d'affronter leurs angoisses au quotidien, de les neutraliser ou de les contourner, au moindre mal.

Je découvre le tableau des colonnes de Beck - outil majeur des thérapies cognitives et comportementales -, qui, très vite, supplante tous mes livres de chevet.

La première colonne du tableau, « Situation », renvoie à la description d'un événement traumatique, associé à une émotion forte et souvent désagréable. (Aujourd'hui, j'ai mangé un Big Mac.)

La deuxième colonne, « Émotion », permet de qualifier le sentiment éprouvé par le sujet au cours de l'événement et d'évaluer son intensité sur une échelle de 0 à 10. (Je me sens sale.)

La troisième colonne, « Pensées automatiques », invite le malade à dresser la liste des croyances qu'il formule à la suite de l'événement. Souvent infondées, relevant de projections fausses, ces pensées automatiques empêchent le sujet de s'extraire d'un schéma pathogène inhibant. On lui demande ensuite d'évaluer son degré de croyance dans ces pensées automatiques sur une échelle de 0 à 10. (Je suis faible, je perds le contrôle, je vais prendre 2 kilos.)

La quatrième colonne, « Pensées rationnelles », permet de contrecarrer croyances et représentations, de ramener un peu de raison dans un discours empreint de sentiment. Une fois les représentations déjouées, le sujet doit réévaluer son degré de croyance dans ses pensées automatiques initiales et reprendre le pouls de ses émotions. (J'avais faim, je me suis fait plaisir, j'ai écouté mes envies et mes besoins.)

Cet exercice scolaire et fastidieux m'accompagne aujourd'hui comme le couteau suisse dans la poche arrière d'un jean. Cette grille de lecture, conventionnelle et fabriquée, s'est imposée naturellement comme un véritable kit de survie, essentiel pour juguler mes angoisses, vivre avec et, progressivement, m'en délester.

« Les pensées ne sont pas des faits », martèle le docteur B. C'est précisément ce qui aurait dû être placardé sur la porte de l'armoire de Saint-Vincent-de-Paul. On aurait sans doute gagné du temps.

Au fil des séances, je prends conscience des vertus de la thérapie. Mais le temps a laissé son empreinte. Dans mon corps et dans ma tête, les séquelles sont lourdes : perte d'estime, paranoïa, méfiance, culpabilité. Je suis cet être accidenté que dépeint Claire Marin dans *Rupture(s)*. Comment rompre avec cet autre qui vous a gouverné pendant des années, cet autre que soi qui vous colle à la peau ? La mémoire du corps est intacte et les souvenirs enracinés dans ma chair. La mémoire affective porte en elle ses stigmates et le chemin sera long. Dans la trousse à pharmacie du docteur B., il n'y a ni pommade ni onguent, seuls le temps et la volonté agissent comme gel cicatrisant.

L'automne à Tokyo

— On vous a parlé de la sonde naso-gastrique ?

— Heu... non. Enfin, si. Pardon, vous pouvez préciser ?

J'ai rendez-vous chez la nutritionniste, c'est ma deuxième consultation. Le médecin me pèse et constate que je n'ai pas pris un gramme. On piétine. Je n'ai pas suivi ses prescriptions. La fois dernière, elle a dressé la liste des aliments à réintégrer dans mon régime : steak frites, mousse au chocolat et burger - parce que « tout le monde mange des burgers. » Sauf que moi, ça me dégoûtait, et si j'étais prête à modifier ma diète et à faire preuve de bonne volonté, j'étais aussi capable d'une résistance farouche lorsque les directives m'étaient imposées. Les burgers ne m'intéressaient pas - j'étais restée bloquée en 2007 à l'ère du 280™ - et je trouvais la mousse au chocolat insipide.

À l'hôpital, on a répondu à un questionnaire portant sur les aliments « d'évitement » pour évaluer notre degré de réticence vis-à-vis de certaines catégories d'ingestats. Lorsque j'ai rejoint le groupe en septembre 2019, j'avais éliminé en grande partie les féculents. Un an plus tard, je ne connais aucun repas sans pâtes, riz, quinoa, pois chiche ou pain complet. Et si je n'ai pas le temps de cuisiner, j'ai toujours un paquet de pennes De Cecco quelque part dans mon placard.

— Dans votre cas, il faudrait y penser.

Je l'écoute débiter son argumentaire absurde. S'ensuit un long monologue sur les bienfaits de la nutrition entérale. Je repense à ce jeu débile improvisé au cours d'une soirée sous cocaïne. Tout était parti d'un riz au lait à la carte d'un bistrot branché du 9e. Mes amis et moi avions dressé la liste des desserts tristes et emmerdants qui nous venaient à l'esprit. Au côté du riz au lait figurait le flan aux œufs, le clafoutis, la tarte au chocolat, le gâteau au fromage blanc, l'île flottante, la tarte au sucre, le Savane et les BN à la fraise...

Je dis non à la sonde, mais nous trouvons un compromis. Pour accélérer ma prise de poids, la « nutri » me prescrit des compléments alimentaires à consommer chaque jour, à la fin du repas, de préférence le soir. Pendant quatre mois, je saliverai de plaisir à chaque cuillerée de Fresubin caramel, sorte de Danette XXL à plus de 400 calories. Même la pharmacienne s'y met. Cette semaine elle me propose une recette à la vanille, pour varier les plaisirs ! J'éprouve le sentiment étrange et récurrent d'être à côté de mes pompes. Je vis un cauchemar et la jeune femme en rangers et perfecto qui tend sa carte vitale n'est qu'un leurre. Je ne la connais pas.

Dans une semaine, je pars pour Tokyo en déplacement professionnel. La « nutri » a mis son veto. D'après elle, mon état est instable. Je suis trop fragile pour entreprendre un tel voyage. Impossible de m'y résoudre. J'irai en boitant peut-être, mais j'irai boire du saké au pays du soleil levant.

Avant de partir, je charge ma valise de Fresubin en bouteilles de 300 ml et barres de céréales ultra-protéinées. Le soir, du haut du cinquante-quatrième étage du

Mitsui Garden Hotel, je bois mes suppléments à la paille en contemplant Ginza. C'est déjà une victoire. *Kanpai* ! Mon voyage à Tokyo est toutefois une épreuve. J'ai perdu tous mes repères : géographiques, culturels, alimentaires et affectifs. Au Japon, le rituel du repas est tellement spécifique et codifié qu'il renverse tous mes principes. À l'issue du déjeuner, j'ignore si j'ai trop mangé ou pas assez. Si je passe la soirée à picorer en petites quantités, grandit en moi un sentiment de culpabilité. « Tu t'es resservie à plusieurs reprises. » Dans ma tête, je fais le décompte des différentes bouchées. Trop ? Pas assez ? Impossible d'y répondre. J'ignore si ma satiété est le fait de mon angoisse ou de mon laisser-aller. Un matin, alors que nous visitons le National Art Center de Roppongi, je suis prise d'une violente crise d'hypoglycémie. Je lâche le groupe pour me rendre au café-restaurant situé au deuxième étage. En l'espace de deux minutes, j'avale un bagel au *cream cheese* pour soulager ma faim. Il est onze heures. Je comprends que je vais devoir lâcher prise, changer de référentiel, ici plus qu'ailleurs faire preuve de souplesse, d'adaptabilité.

Carnet alimentaire

3 octobre 2019

	MATIN	MIDI	SOIR
HEURE	6 h 30	12 h 30	20 h
LIEU	Maison - Paris	Maison - Paris	Aéroport
REPAS	Compote pomme-coing x 4 Wasa Saint-Moret, 1 café	Riz, brocoli, saumon poché, sauce soja, yaourt grec + sirop d'érable	Take Away salade végé, pain, 1 fruit
SENSATION	Très faim au réveil, sommeil interrompu, nausée après le déjeuner	Pensées obsessionnelles après le déjeuner, angoisse, car pas d'appétit avant le repas, stress avant départ pour Tokyo, boule au ventre	Plus de pensées obsessionnelles une fois arrivée à l'aéroport
SPORT	NON	NON	NON

5 octobre 2019

	MATIN	MIDI	SOIR
HEURE	6 h 45	13 h	20 h
LIEU	Hôtel - Tokyo	Restaurant - Tokyo	Restaurant - Tokyo

REPAS	Salade de fruits, 2 tranches de pain complet, beurre, 1 café au lait de soja	Salade de concombre, riz sauté aux fruits de mer	Plateau de sushis et sashimis, 1 fruit en rentrant à l'hôtel
SENSATION	RAS	Je retrouve une sensation de faim normale après le jetlag, j'ai plus de plaisir à manger	J'oscille entre laisser-aller et peur de perdre le contrôle mais j'arrive à me rassurer
SPORT	Marche	Marche	Marche

6 octobre 2019

	MATIN	MIDI	SOIR
HEURE	9 h	13 h	20 h
LIEU	Hôtel - Tokyo	Restaurant - Tokyo	Restaurant - Tokyo
REPAS	Salade de fruits, bol de granola, lait, thé vert	Salade de légumes marinés, omelette aux champignons, riz, matcha latte	Sashimis et plancha, omelette, brochette de poisson
SENSATION	Petit-déj' plaisir, car je ne m'autorise que très rarement le granola	Contentement, satisfaction, plaisir	Le repas s'éternise, je cale très vite, je ne sais pas si j'ai suffisamment mangé en quantité, car succession de petits bols, mais estomac serré, je ressasse tout ce que j'ai mangé
SPORT	Marche	Marche	Marche

📅 7 octobre 2019

	MATIN	MIDI	SOIR
HEURE	7 h 45	13 h	20 h
LIEU	Hôtel - Tokyo	Snack - Tokyo	Restaurant - Tokyo
REPAS	Salade de fruits, bol de granola, lait	Bagel saumon, fromage, salade, thé	Dîner traditionnel japonais kaiseki, 11 plats différents
SENSATION	Insomnie toute la nuit, pas faim au réveil mais je me force à manger, estomac contracté, ventre lourd, dégoût, écœurement	Faim à midi, besoin de manger en urgence	Expérience culinaire, je goûte à tout, je finis (enfin) par lâcher prise : satisfaction
SPORT	Marche	Marche	Marche

📅 8 octobre 2019

	MATIN	MIDI	SOIR
HEURE	7 h	13 h	20 h
LIEU	Hôtel - Tokyo	Snack -Tokyo	Restaurant - Tokyo
REPAS	Salade de fruits, 3 tranches de pain complet + beurre, 1 café	Mini dumplings avec nouilles, petit bol de riz, crème caramel	Menu gastronomique de sushis (12 pièces), 2 verres de vin
SENSATION	Le petit-déj' me rassure, car c'est le seul repas à peu près « normal » en quantités de la journée	Je ne sais pas si ma faim est vraiment satisfaite vu les quantités, mais mon estomac s'adapte	Grosse hypo avant le dîner, soirée conviviale, je lâche prise
SPORT	Marche	Marche	Marche

9 octobre 2019

	MATIN	MIDI	SOIR
HEURE	7 h 45	13 h	20 h
LIEU	Hôtel - Tokyo	Snack - Tokyo	Restaurant - Tokyo
REPAS	Salade de fruits, 3 tranches de pain complet + beurre, 1 café	Bouillon, tofu, riz, sashimis, dessert aux haricots rouges	Riz, tofu, légumes grillés, 1 pomme
SENSATION	Faim au réveil	Je lâche prise vis-à-vis de mes angoisses, elles prennent moins de place de jour en jour	J'ai tout de même hâte de retrouver mes repères alimentaires
SPORT	Marche	Marche	NON

Cahier de textes

Chaque mercredi à dix-sept heures trente, quand j'entends les cloches sonner à La Madeleine, c'est mon heure. Vite, j'éteins mon ordinateur et traverse l'open space en rasant les murs, fuyant mes collègues et leurs regards inquisiteurs. « Elle part tôt en ce moment, tu crois qu'elle passe des entretiens ? » Je retiens mon souffle jusqu'à disparaître totalement, m'engouffre dans la bouche de métro et cours jusqu'au quai de la ligne 14. À bord de la rame, je respire enfin. J'ai l'impression étrange et troublante de vivre une double vie : d'un côté, je suis une jeune femme ambitieuse et opportuniste brillant en société, de l'autre une convalescente solitaire et vulnérable. Ma personnalité et mes pensées se dédoublent. Selon les circonstances, je choisis d'être l'une ou l'autre. Je change de masque, brouille les cartes, jusqu'à m'y perdre parfois.

Ce soir j'endosse mon costume de psychotique. Pour me mettre en condition, je grille deux clopes sur le trajet séparant la station Glacière de l'allée Charles-Baudelaire. D'une séance sur l'autre, nous préparons une somme d'exercices introspectifs. Il est question d'estime de soi, de rapport au temps, aux autres, d'envies et d'interdits. Le dimanche matin, je prépare mes feuilles à côté de maman - ou plutôt, sous ses yeux. Elle doit savoir que je prends ma thérapie au sérieux, que je ne fais plus semblant. Je veux qu'elle signe mon cahier de textes. Je lui explique le principe des colonnes de Beck.

— Je trouve ça bien compliqué, me dit-elle.

Assise en tailleur sur une chaise de cuisine, mordillant les branches de mes Carven rectangulaires, je fanfaronne. Elle me jette un regard complice.

— Heureusement que t'as un bon petit cerveau, ma biche.

En plus des feuilles, il y a le carnet alimentaire. Jour après jour, je note scrupuleusement le détail de mes repas. Où ? Quand ? Combien de fois ? Avec qui ? On dirait une scène de couple digne d'une mauvaise série B. Je dois consigner les émotions associées à chaque repas. Plaisir ? Angoisse ? Culpabilité ? Ce rituel quotidien s'accompagne de photographies des plats. Vue de haut, contre-plongée, plan large ou gros plan. J'ironise à chaque prise de vue, et l'on atteint le summum de l'exercice au cours des déjeuners au self d'entreprise. Entre le bar à salades et la bouteille d'huile d'olive, j'ai très exactement cinq secondes pour tirer l'iPhone de ma poche et prendre un cliché en mode rafale avant de rejoindre mes collègues assis à table. Dans la mémoire de mon téléphone, je retrouve entre deux selfies la photo ratée de la purée de carottes et son dos de cabillaud, ou celle du fenouil braisé et son blanc de dinde doré au four. Celle de la margherita d'hier, j'évite de la regarder ; elle pourrait me faire culpabiliser.

Le mercredi soir avant chaque séance, maman m'envoie un texto. Elle dit qu'elle pense à sa fille, sa grande courageuse ; elle me réitère sa confiance. Elle dit que les épreuves qui m'arrivent, je peux les traverser, parce que j'ai de l'orgueil, comme elle. Elle dit aussi qu'il faut que j'apprenne à me respecter : respecte-toi, on te respectera.

Je lui raconte la première séance à Sainte-Anne. C'est un mercredi du mois de septembre. Le soleil est encore chaud, les rayons se reflètent dans les vitres en plexiglas. Je suis installée dans un large fauteuil en cuir noir, seule à l'extrémité sud de la salle. À l'autre bout, Charlotte me fait face. Nous attendons, fiévreuses, l'arrivée du docteur B. Une psychologue nous tient compagnie. Elle a le visage rond, les cheveux ébouriffés et l'on devine quand elle s'exprime une pointe d'accent catalan. Charlotte et moi nous regardons en chiens de faïence. Avec quelques minutes de retard, le docteur B. pousse la porte de la salle et prend place au milieu du misérable cercle.

— Rapprochez-vous, s'il vous plaît.

Nous nous exécutons. Après avoir exposé les grandes étapes de la thérapie, elle nous invite à nous présenter.

— Qui commence ?

Je jette un coup d'œil rapide à Charlotte, qui s'enfonce discrètement dans son siège. Elle n'est pas prête à coopérer. Ni aujourd'hui ni au cours des prochaines séances. Elle est lasse, désabusée. Dans ma tête, les pensées se bousculent. Et si je redoute de prendre la parole, je me rappelle la promesse que je me suis faite, le pacte passé avec Marion, avec Naomi, avec l'institution. Même si c'est dur, même si j'y vais à reculons, je sais que je vais devoir collaborer. Je donne mon âge, mon prénom - mon patronyme restera secret, ainsi que ma profession. Je dois dater l'apparition des troubles et retracer une brève histoire de la maladie. On me questionne sur mes attentes et ma présence au groupe de parole. Les mots ne sortent pas. Cet interrogatoire provoque une prise de conscience féroce de la réalité de la maladie. Je ne peux plus la fuir. Je suis à poil. Le docteur B. m'encourage à poursuivre :

— On a tout notre temps.

Une boule se forme dans ma gorge à l'évocation de Saint-Vincent-de-Paul. Le docteur B. m'interrompt.

— L'unité du docteur C. est réputée pour être l'une des plus sévères en France.

Je poursuis, encouragée par la bonté que je décèle dans ses prunelles et les ridules au coin des yeux. Une vie à déglutir sous la lumière blanche des néons... Sur les murs, des dessins d'enfants. Où sont passés mes 10 ans ? Pourquoi s'enfuit l'innocence ? Je regarde Charlotte. Elle a l'air de planer. Elle semble calme et presque indifférente... anesthésiée.

Les un(e)s contre les autres

Les premières séances du groupe de parole sont lourdes, laborieuses. L'air de la salle est imprégné d'une charge bactérienne inodore mais purulente. Les membres de ce triste cénacle sont des ombres. Il règne un silence de plomb, mais je peux entendre leur râle amer, sonore, du fond de leurs entrailles.

Certaines sont là par obligation. Elles n'ont pas la moindre envie de raccrocher mais se prêtent au jeu de la *rehab* comme par provocation. Sur leur front plissé, leurs lèvres pincées, je devine le mépris. Un mépris sans nom envers l'institution qui les accueille, cette main tendue de l'assistance publique, ouverte, accessible et gratuite. Alors certes ce ne sera pas la magie des grands soirs, mais un semblant de réconfort, un peu d'écoute, une ambition. Car les psys en ont de l'ambition, ils en ont pour chacune d'entre nous, qu'ils ne connaissent pas, mais dévisagent au fil des séances. Je comprends leur abnégation, leur foi dans le protocole, leurs doutes aussi.

D'autres sont là sans adhésion. Ni rétives ni révoltées, elles se distinguent par leur passivité. Après plusieurs mois d'hospitalisation, le groupe de parole c'est la sortie de secours, le stade final. La plupart pourtant feront marche arrière et céderont sans effort aux sirènes de leur obsession.

D'autres enfin m'apparaissent totalement débridées. L'APHP[7] leur ouvre son parloir, une tribune, une arène où danser. C'est un peu le carnaval, une cour des miracles aseptisée.

Il n'y a que des femmes : des ados, des quinquas, des femmes sans âge. Certaines sont déjà vieilles malgré leurs 37 ans. Elles n'ont ni style ni féminité. Elles ont renoncé : renoncé à se farder, à s'habiller, renoncé à s'aimer. Certaines sont bonnes élèves, récitent à la lettre le contenu de la séance précédente. D'autres font mine d'avoir oublié.

Au début, je les défie. Toutes. Je garde en mémoire le souvenir du long corridor de Saint-Vincent-de-Paul, encombré de ses malades et de leurs gueules dévastées. J'ai du mal à comprendre en quoi ces filles pourront m'apporter leur soutien. Elles n'ont rien à donner. Les médecins ont pourtant insisté sur la force du collectif. À plusieurs on s'encourage, on s'écoute, on se soutient. J'en doute.

Il faut attendre que la première se lance pour embarquer les autres. Il en suffit d'une. Alors moi aussi je me prête au jeu. Je sors de ma réserve pour expliquer à ma manière mes obsessions, mes compulsions. Lorsque le docteur B. nous interroge sur nos motivations, je dis haut et fort que j'ai besoin d'outils pour neutraliser mes idées fixes, sortir de ma monomanie. Le docteur B. explique que l'approche proposée ici, imprégnée des TCC, devrait m'aider à mieux vivre. J'acquiesce avec appréhension mais espérance.

7. Assistance publique - Hôpitaux de Paris.

PCC

Tatouées sur ma main droite
Floquées sous la semelle de mes Pegasus
Trois lettres :
PCC.
Petit Cheval Courageux
Ça sonne bien, ça sonne juste.

Il y a quelques années, maman m'a rebaptisée
Dans nos étreintes ou par texto
PCC.
Quand il fait froid, quand je me sens seule
PCC.
Quand je flanche et baisse les bras
PCC.
Si je doute et perds ma route
PCC.

Je ne dois pas me laisser aller. On ne doit pas regarder en arrière. Jamais. Maman dit qu'elle a confiance. Un grand soleil m'attend. Plus haut, plus chaud, plus ardent. Il faut s'accrocher. Elle et moi on est pareilles. Le chemin sera difficile, mais la récompense exceptionnelle. Et tant qu'elle y croit, j'y crois.

Depuis quinze ans, maman a assisté, spectatrice, à chacune de mes transformations physiques et morphologiques. Nos courbes de poids sont inversement proportionnelles : je maigris, elle grossit, je grossis, elle maigrit. Longtemps elle m'a bousculée, provoquée. Puis elle a fini par accepter ma taille menue, mes mollets musclés, mes fesses rebondies, mes seins minuscules et les ailerons de poulet qui me servent de bras. Parfois on en rit.

J'ai 31 ans. Mais avec mes 51 kilos, mon jogging tribande et mes Air Force 1, j'en parais 25. J'ai aussi une carte bleue, une assurance vie, un PEL, une carrière et un patrimoine immobilier. Alors maman dit que les autres, on les emmerde.

Elle en a vu défiler des looks. Éternelle ado, j'arbore mes joggings avec indolence et défi, collectionne les bonnets Lacoste, les doudounes aux coupes *nineties*, les boxers Calvin Klein et les sweats à capuche, et ne suis jamais à court de cash ni d'arguments pour remplir un nouveau panier Zalando. Il y a deux ans j'ai renoncé à m'habiller, abandonné les virées shopping aux Galeries, déserté les cabines d'essayage, esquivé les regards inquisiteurs des vendeuses.

— Y'a quoi après le 34 ?

— Désolée, mademoiselle c'est la plus petite taille.

J'abdique. Maman insiste :

— Déjà un kilo, bientôt deux. Dans trois mois c'est gagné !

Décembre 2019, je passe quelques jours à Lyon. C'est Noël. Je zone en survêtement d'intérieur Fila, Cortez blanches et chaussettes Tacchini. Maman craque.

— On sort. Il faut grandir maintenant !

En ville, nous nous arrêtons devant la boutique Levi's. Le mannequin en vitrine porte un velours côtelé beige.

— Essaie-le.

Je demande une taille 25, mais soutiens qu'en bleu marine c'est sûrement mieux. Maman me toise de son regard vert furibond et las. Je capitule, enfile le velours beige. Il me va. Je mate mon cul dans le miroir. Je porte un pull en jersey blanc qui moule mon buste. J'ai les joues roses. Maman, qui pointe toujours son nez à travers le rideau de la cabine avant que j'aie fini de m'habiller, m'observe. Je n'ose pas sortir, je ne veux pas me montrer.

— On essaiera le bleu marine, je t'assure c'est mieux. On voit mon cul.

— Justement, à partir de maintenant tu vas le montrer, ton cul.

Nous éclatons de rire. D'un rire infini et merveilleux. Ce rire qui prédit l'avenir. Je m'incline. Elle a gagné. Elle aura toujours un tour d'avance à ce jeu-là. Nous passons en caisse. Maman sort sa carte ; je dépose un bisou sur sa joue.

— Tu remercieras ton père.

Entre nous, qu'est-ce qu'on risque à essayer ?

Depuis l'adolescence, j'entretiens un rapport complexe à la féminité. Garçon manqué ayant poussé au cœur d'une fratrie masculine, je n'ai copié aucun modèle, suivi aucun exemple. Ma mère, infirmière au bloc, a toujours fait passer son apparence au second plan. Pour elle, le vêtement doit être fonctionnel, peu importe la mode ou la saison. À l'inverse, mes tantes orientales existent à travers l'image qu'elles cultivent. Plantureuses, incandescentes et parfois frivoles, elles savent se mettre en scène, user de leur charme et de leurs atours. Physiquement nous sommes aux antipodes. Je suis grande, filiforme et sèche. Elles sont petites, replètes et aguicheuses. Pour séduire, j'ai d'autres armes : ma réserve, cette distance froide et intrigante, mes yeux, ma répartie. Combien de fois ma mère a-t-elle bataillé pour me faire épouser les codes d'une féminité polie, réglée, socialement acceptable ? Les galas de fin d'année, les bals de promo, la petite robe noire, les ballerines Repetto, le trench bleu marine, les cachemires Bompard. Tout cela sonne faux. Alors je jette, je trie, je rends, j'expédie. Je choisis l'anorexie comme rempart à cette féminité que je n'ose habiter, à cette idée de la femme si galvaudée. Je ne veux subir aucun diktat, aucun schéma. Et si l'anorexie a forgé ma personnalité, elle porte en elle un paradoxe, une aporie : se plier à la norme collective tout en cultivant sa singularité ; épouser des codes socialement valorisés, la minceur comme idéal atteignable, performance continue, tout en affirmant l'authenticité d'un caractère, l'originalité d'une silhouette.

Comme une étoile

Mon anniversaire a lieu le 4 janvier. Comme chaque année, à la veille de mon retour à Paris, nous fêterons la fin des vacances ainsi qu'un nouveau printemps. Papa débouchera une bouteille de Ruinart, de préférence rosé, et nous commanderons des éventails chez Bernachon, le meilleur chocolatier lyonnais. Après la première coupe, maman me demandera : « Alors, qu'est-ce qu'on te souhaite ? » Parce qu'il faudrait choisir ? Depuis quand doit-on renoncer à tout avoir ? Ou plutôt, à tout vouloir ? Moi, je veux le beurre et l'argent du beurre - les kilos en moins. Diplomate et candide, je donnerai une réponse bateau à cette question bateau qui chaque année me déprime. J'aimerais retrouver la trace de ma bonne étoile, garder foi en l'avenir. Il paraît que ça peut servir. Quelques semaines plus tard, je me rendrai dans mon salon de tatouage pour faire graver à l'encre indélébile un petit astre à huit branches sur mon poignet gauche.

Cette année le déjeuner de Noël était harmonieux. J'ai goûté à tout avec plaisir et sans rechigner. D'habitude, je m'épuise au sport les jours précédents pour creuser mon déficit calorique. Je saute des repas dès que j'en ai l'occasion, prétextant migraine ou indisposition. Quand j'étais ado, entre deux jeûnes, j'honorais mes parents de ma présence à table deux à trois fois par semaine. Le reste du temps, je les laissais à leurs bas instincts, moi l'éminence grise en pyjama bleu. Pour garantir la couverture de mes besoins élémentaires, maman redouble d'astuces et d'inventivité. Elle triche, feinte. Elle me prend à mon propre jeu, ajoute trois cuillères de mayonnaise à la vinaigrette, parsème la salade de copeaux de parmesan, de filets d'anchois et de lanières de saumon. Cette année elle a commandé chez le traiteur des queues de langoustes. J'ai trempé mon crustacé de tout son long dans la sauce mousseline et m'en suis léché les doigts.

Début janvier je retrouve le chemin de l'hôpital et mes camarades de route. Certaines ont les joues rosées, d'autres arborent une mine sinistre. Qu'on soit boulimique ou anorexique, les fêtes de Noël, c'est toujours une épreuve. On ruse comme on peut, on donne le change. Souvent on s'épuise. Et le conflit n'est jamais loin. Comme à chaque début de séance, le docteur B. nous questionne sur l'état d'esprit du moment.

Je prends la parole la première pour donner mon sentiment. Depuis quelques jours la petite voix dans ma tête s'en est allée. Elle a décidé de me foutre la paix. Dans la colonne « émotion » du carnet alimentaire, j'ai noté RAS à la page d'hier. Avant-hier aussi. J'éprouve une forme d'excitation mâtinée d'inquiétude. Ce n'est pas normal. Je la guette, la petite voix. Pour la première fois depuis quinze ans, je suis en paix. C'est à la fois doux et flippant. Je lève la tête et croise le regard du docteur B. Elle me sourit. Dans ses yeux, je lis la confiance, la fierté. La joie aussi.

Je ne veux pas fanfaronner, alors je me tais. J'ai peur que ça me porte malheur. Et puis les autres ont l'air si tristes.

Elles ont renoncé. Je cède la parole à ma voisine. Elle, c'est Nathalie. À 38 ans, elle mesure 1,78 m et pèse 46 kg. Elle lutte depuis des mois pour maintenir un IMC suffisant et éviter l'hospitalisation. En dessous de 15, elle le sait, elle passera la nuit au troisième étage. Charlotte aussi a les joues creusées. Quand on la questionne, elle dit qu'elle n'a plus envie de venir, qu'elle ne comprend pas ce qu'elle fout là. Elle voudrait qu'on la laisse tranquille. Et puis, elle le répète, elle était mieux avant : avec ses cinq kilos en moins, ses cernes et ses veines apparentes.

Il y a aussi Lola, étudiante en master de droit. Elle confie qu'à Noël elle a voulu faire des efforts, mais que son frère l'en a dissuadée, par provocation ou par mépris. Lola panique, car les examens de mi-année approchent. Elle brûle beaucoup d'énergie et s'alimente peu.

Enfin c'est au tour de Lydia. Elle revient de Garches, où elle a passé les fêtes de Noël seule. Sa famille la met de côté. On met au ban la trouble-fête. Nathalie, elle, raconte qu'à Noël elle a craqué. Elle n'a eu de cesse de lorgner l'assiette de sa sœur, de comparer les portions, de compter les calories. Elle a pourtant essayé. Plus tard, Olivia sort de sa réserve. Elle dit qu'elle ne s'aime pas, qu'elle ne s'est jamais aimée. Olivia a une sœur jumelle, anorexique elle aussi. Je la croise de temps en temps dans la salle d'attente du cabinet du docteur V. Nous sommes suivies en ville par la même thérapeute. Le docteur V. est psychiatre, spécialiste des TCA mais aussi directrice de l'hôpital de jour à Sainte-Anne. Olivia a dû être jolie. Elle est petite, brune, mais ses cheveux sont clairsemés. Emmitouflée sous la doudoune à col doublé qui camoufle son cou maigre et ses mains bleutées, elle tremble.

À l'écoute de leurs témoignages, je prends conscience de la solitude immense dont souffrent ces filles. La plupart vivent seules ; elles sont célibataires, séparées, divorcées. Leur famille leur a tourné le dos. Certaines sont en invalidité professionnelle ou en recherche d'emploi.

Dans ce marasme, je mesure ma chance. Nous ne sommes pas égaux face à la maladie, face à la guérison non plus. Je suis du bon côté du filet : service, avantage et balle de match. Je suis encore dans la course. J'ai un emploi, un socle affectif, un entourage solide. J'ai mes garde-fous, mes bouées de sauvetage. Dans mon équipage il y a Marion, le docteur B. et puis Corinne, la diététicienne en pantalon de cuir et queue-de-cheval. Elle assiste aux séances du mercredi et nous donne ses recettes. Corinne a la physionomie d'une motarde, d'une pilote de Harley. Un peu rugueuse au-dehors, mais mœlleuse comme une guimauve à l'intérieur. Je l'aime bien, Corinne. Je lui raconte mes petites victoires : à midi j'ai pris un flan au caramel, j'ai boudé l'Activia.

Je peux compter aussi sur Nino, mon confident. Quelquefois nous dînons ensemble le mercredi soir. Nino comprend tout. Avec Vlad, c'est différent. Lui et moi, nous nous apprivoisons. Il vient de poser ses valises à Paris après dix années passées à l'étranger. C'est nouveau, nous tâtonnons. Comment trouver les mots pour décrire ce mal qu'il n'a connu qu'à des milliers de kilomètres ? Je lui dévoile les aspects pratiques de la thérapie. Il dit que je cours un marathon, qu'il va m'encourager comme un coach. Il n'y a pas à réfléchir. En thérapie comme sur un stade, il faut s'entraîner, répéter, essayer encore, redoubler d'efforts. Au fond, il n'a pas tort. Je mène une course de fond. Il y a quelques mois, Vlad m'a dit à quel point il me trouvait extraordinaire. Et puis il y a Naomi, mon ange gardien, mon assurance vie. Nous ne nous sommes pas revues depuis mon hospitalisation, mais bientôt nous nous étreindrons. Je veux qu'elle me voie forte, confiante et aguerrie. Je suis le capitaine de l'équipage, les matelots sont sur le pont, jusqu'au dernier des moussaillons !

Pour un Vélib'

18 février 2020, ce soir c'est la dernière séance. L'aventure du groupe touche à sa fin. À partir de maintenant, il va falloir apprendre à se débrouiller, devenir autonome.

À quelques semaines d'un confinement planétaire, Paris est sclérosé par les grèves qui mettent les transports en commun à l'arrêt. Je dois être à l'hôpital à dix-huit heures trente tapantes. À cette heure-ci, le trafic est noir. J'opte pour un Vélib' et, vers dix-sept heures trente, quitte le 8ᵉ arrondissement.

Après avoir erré un quart d'heure autour de La Madeleine dans l'espoir de déverrouiller un vélo, je récupère un Vélib' aux freins douteux à la borne Cambon. Il me reste quarante-cinq minutes pour regagner la rive gauche. Je traverse la Concorde, longe le quai d'Orsay, dépasse les Invalides et récupère le boulevard Raspail en direction de Montparnasse. Arrivée au pied de la tour, je m'égare. La nuit tombe, je change de voie entre deux appels de phares. Un coup d'œil sur ma montre : dix-huit heures dix. Je tourne à l'aveugle autour du cimetière du Montparnasse, m'élance dans la rue Froidevaux à contresens, fais demi-tour, perds dix précieuses minutes avant de rejoindre la place Denfert-Rochereau. J'ai envie de baisser les bras, de lâcher le vélo et de finir à pied. « Ça va faire six mois que je remue ciel et terre pour me débarrasser de cette saloperie, ça ne peut pas se terminer comme ça. Qui que tu sois, où que tu sois, fais-moi un signe ! »

Je taille un sprint sur le boulevard Saint-Jacques. Il est dix-huit heures trente. Je longe le métro aérien. Denfert, Saint-Jacques, Glacière. Vite ! S'engouffrer dans la rue de la Santé. Prochaine étape : trouver une station Vélib' où déposer mon vélo. La batterie de mon iPhone vient de me lâcher, impossible de me géolocaliser. Je pédale, dépitée. Je laisserai mon vélo dans une allée - tant pis si le compteur continue à tourner. Arrivée devant le 1, rue Cabanis, j'aperçois une station. Vite, je récupère mon sac, passe sous le portique, trace le long des artères mal éclairées, déboule dans les escaliers, arrache ma doudoune et me pointe devant l'entrée. Il est dix-huit heures cinquante. La séance n'a pas encore commencé.

Le docteur B. inaugure cette ultime « séquence » en nous proposant un exercice *a priori* simpliste. Elle demande à l'une d'entre nous de se lever pour écrire au marqueur noir son prénom, une infirmière devant lui faire obstacle dans cette entreprise. La consigne semble claire, je me porte volontaire. Face à moi se tient un tableau blanc Velleda sur pieds. Sans hésiter, j'ouvre le capuchon du marqueur pour esquisser la première lettre de mon prénom. L'infirmière se dresse pour m'en empêcher. Dans le temps imparti, je parviens tout juste à inscrire sur la feuille blanche un A majuscule approximatif, digne d'un abécédaire d'un élève de maternelle. Lorsque la sonnerie du chronomètre retentit pour annoncer la fin de l'exercice, je contemple, déconcertée, ma piètre performance.

Le docteur B. prend la parole pour s'adresser aux filles ahuries dans leurs fauteuils.

— À votre avis ? Qu'est-ce qu'elle aurait pu faire pour contourner l'obstacle ?

Charlotte sort de sa langueur et tente :

— Ben, elle aurait pu écrire sur les murs.

L'alternative proposée par Charlotte s'impose comme une évidence, la consigne ne précisant pas l'obligation d'écrire sur le tableau blanc.

Face aux obstacles, pour atteindre le but que l'on s'est fixé, il existe toujours une autre voie. Or, dans le schéma obsessionnel de l'anorexique, il n'y a jamais qu'une trajectoire possible, une ligne droite. Cet exercice pourtant élémentaire a révélé une facette enfouie de la maladie. Et la démonstration du docteur B. s'avère un véritable apprentissage. Casser ses schémas, s'affranchir des systématismes n'a rien d'évident. Il faudra tout déconstruire pour rompre avec ces automatismes trompeurs et stériles.

À la fin de la séance, le docteur B. nous demande de définir deux ou trois objectifs, atteignables, pour préparer notre sortie. Que veut-on vraiment changer ? Et dans quels domaines ?

— Désormais, vous allez vous accompagner.

Je voudrais écouter mon corps, m'affranchir de la morale kantienne et du lot d'impératifs catégoriques qui dictent mes journées. Le dimanche, je préférerais traîner au lit au lieu d'aller cracher mes poumons au Champ-de-Mars.

En sortant, Lola, blondinette à la peau diaphane, me rattrape. Avec son visage de porcelaine, on dirait une poupée Corolle.

— Alors, tu penses y arriver ?

Je me retourne, perplexe. J'ai envie de lui dire « Fous-moi la paix, retourne en cours, valide ton master et on en reparle. Et puis dégage, j'ai pas envie de m'intéresser à tes problèmes, alors t'occupe pas des miens. » En même temps, Lola m'attendrit. Elle me fait de la peine. Je me revois à son âge et me dis qu'avec ses 35 kilos tout habillée, elle est vraiment mal barrée.

On passe le portique, je me dirige vers la station Vélib'. Elle me suit.

— Tu rentres comment, toi ?

— En Vélib', et toi ?

— Moi aussi.

Arrivée devant la station, je constate qu'il n'y a qu'un seul vélo disponible. « On va pas se battre. Lola, prends-le. T'as les mains qui grelottent et moi j'ai pris du cul, je rentre dans mon jean. » Je m'éloigne de la rue Cabanis le pas léger, mais le cœur lourd. Je marche jusqu'au métro Saint-Jacques, enfourche un vélo à mon tour. Il fait nuit. Je n'ai pas de batterie, pas de plan. Dans quel sens on va maintenant ?

De retour à la maison, je saisis mon téléphone et j'appelle Nino. J'ai besoin d'une béquille. Laissez-moi les brassards, je ne suis pas prête. Tout est allé si vite. À Nino je dis tout. Je lui confie mes peurs, mes doutes, mon appréhension. Je m'accroche à ses encouragements, à la confiance qu'il place en moi. Je ne le décevrai pas. À partir de ce soir, c'est une lutte quotidienne qui s'amorce. Chaque jour, je peux décider d'aller bien ou d'aller mal, suivre le protocole ou bien m'en écarter. Il en va de ma responsabilité. Les premiers temps, je me sens comme une junkie en sevrage comptant les jours qui l'éloignent du dernier verre.

J'intègre de nouveaux rituels pour vaincre mon addiction. Celui des courses le samedi. Un passage chez le traiteur, un autre chez le primeur. Je redécouvre la boulangerie ! Dorénavant, il y aura toujours du pain à la maison. Je prends plaisir à le choisir : pain de seigle aux éclats de noisettes, pain aux fruits secs, cranberrys et abricots, pain aux graines de courge, aux graines de lin. Je veux tous les goûter. Il y a le rituel de la pesée, chaque lundi matin, pour contrôler. Je note dans un carnet l'évolution de ma courbe de poids : + 100 grammes, + 200 grammes. C'est peu, mais c'est déjà ça. Le docteur V. répète qu'il faudra du temps. Je lui apporte chaque semaine mon carnet alimentaire ; elle suit à la lettre ma progression, les expérimentations comme les rechutes. Le week-end, je m'accorde un plaisir sucré. Je fonds pour le chocolat, cours les meilleures pâtisseries de Paris. À Sainte-Anne, on nous a dit d'essayer, de réitérer. Une part de babka chez Stohrer, un mille-feuille chez Pierre Hermé, une tarte chocolat praliné chez Philippe Conticini. Je réveille mes sens, rééduque mes papilles, retrouve ces « tessons de sensations » enfouis. Je me sens moins bête. L'anorexie est une étroitesse, un renoncement au monde, un repli sur soi. Chaque jour qui passe, je m'alimente. Depuis dix-huit mois, je suis abstinente.

Tirer des traits

Ça commence toujours par un pressentiment. L'ombre d'un doute et puis l'urgence d'agir. Voilà plusieurs jours que je me domine sans céder à la tentation de t'écrire. Je te laisse une chance de te manifester, de m'envoyer un signal, aussi faible soit-il. J'ai appris dans un best-seller sur les relations conjugales la fameuse « théorie de l'élastique ». Notre relation n'ayant jamais été aussi distendue, tu vas me revenir, c'est sûr. Chaque SMS que je t'envoie est comme une bouteille à la mer. Le premier restera lettre morte ; le second, vingt-quatre heures plus tard, un cri du cœur, parce qu'il est trop lourd. Trop las. À dix reprises, j'ai enregistré sur mon smartphone la note vocale que je m'apprête à t'envoyer. Ma voix tremble, elle est grave, écorchée. Cette note, tu ne l'écouteras pas. Incapable de percevoir mon émotion, tu resteras sourd devant mon écho.

J'ai rencontré Guillaume en mai 2020. Les mesures de confinement qui nous bridaient depuis trois mois venaient d'être levées. On célébrait le retour des corps à la vie, on s'observait, on se cherchait, on se désirait.

Guillaume a dix ans de plus que moi, il est massif, abîmé, sensible.

Guillaume vient du rap. Quand il ne monte pas sur scène, il joue la comédie ; il écrit aussi.

Guillaume n'a pas de trajectoire, il se laisse porter, vit au jour le jour.

Guillaume est contemplatif, il erre dans les carrefours entre la première et la vingt-cinquième heure.

Nos émotions se confondent. On se sent, on s'approche, mais on ne se connaît pas. Je tombe amoureuse d'une chimère, d'un courant d'air. La réalité me nargue, mais je l'étouffe ; elle se donne à moi, toute nue, je la repousse. Mieux vaut un grand mensonge qu'une confrontation glaciale. Je ferme les yeux et sur ma douleur et sur sa légèreté.

Depuis trois nuits, je me défonce à grand renfort de Lexomil, cigarettes et THC. L'après-midi, je ne compte plus les gouttes de Laroxyl dans mon verre de grenadine. J'ai allumé une clope à six heures. Le ventre vide, les oreilles bourdonnantes, les jambes flageolantes, je me suis écroulée. J'arrive au bureau à neuf heures, les yeux rouges, injectés du sang de mes larmes, cachée sous un *hoodie* trop large. Je donne le change, réponds à quelques e-mails et prétexte un rendez-vous médical pour m'absenter. Je ne bosse plus, je ne fous rien. L'attente est un délire et l'angoisse me paralyse. Pour la dissiper, je me procure tout ce qu'il y a d'accessible sur le marché, peu importe le prix ou la provenance. Je ne fais pas la difficile. J'avale, je sniffe, j'aspire tout sans rien exhaler.

Reviens me délivrer. Je tire deux traits avec ma Visa plutôt qu'un seul sur notre histoire. Tes projections sont des utopies. Tu dis « maison », je dis « fuyons » ; tu dis « enfants », je dis « carcan ». Je n'ai pas de désir d'enfant, je te désire, toi. Mon antithèse au masculin, monument d'imperfections, cheval farouche et indompté, tu m'embarques dans ta course pour me voir chuter.

Papa m'a dit : « Ce mec est hors sol, tu devrais t'en éloigner. » Au fond je sais qu'il a raison. Mais lui et moi, on est pareils. Aimer dans l'intensité, vaincre dans l'adversité, épuiser nos ressources dans la difficulté, c'est ce qui nous maintient en vie. L'atonie, la constance, l'indolence sont nos pires ennemies.

Mon daron m'avait dit qu'exister c'est
Tirer des traits, vivre les sacrifices de si près
(...)
À notre âge déjà les traits tirés
À force de tirer des traits (...)

Les vers d'Oxmo Puccino résonnent dans mes AirPods. Je vais couper mon téléphone.

Ce soir non plus tu ne répondras pas. Je crains que tu ne répondes plus.

Ma vie sentimentale est une succession de ruptures. En rompant avec l'autre, je romps avec moi-même, je lui abandonne une partie de moi, ces « qualités empruntées » décrites par Pascal dans les *Pensées.*

Papa dit qu'après ce que j'ai vécu à Saint-Vincent-de-Paul, plus rien ne doit me faire vaciller. La conscience de moi, je dois l'acquérir par d'autres leviers : l'art, l'écriture, le sport, l'amitié. L'éclatement du schéma identitaire, l'abandon de la geôle où l'anorexie me retenait captive ont fait valser tous mes repères. Qui suis-je ? Quelle est ma valeur ? Comment en être certaine ? Il me faudra plusieurs années pour soutenir le regard de celle qui désormais commande à mon corps, le respecte et apprend à l'écouter.

Quand j'm'endors

Rêve de tes bras qui m'emprisonnent,
Rêve de ta peau et je frissonne,
Je n'ai aucun plan, aucune urgence,
Juste un peu froid en ton absence.

T'as la carrure, j'ai les épaules,
Ce truc en plus et qui m'affole,
Aucune magie, rien d'illusoire,
Seule l'énergie du transitoire.

Tu sais mes drames, mon histoire triste,
J'connais tes doutes, je les dépiste,
Tu m'fais pas peur, j'suis pas en transe,
J'connais le parfum de tes latences.

Une vie à deux là-bas dans l'Sud,
Sans mode d'emploi, sans habitude,
Un rêve trop grand pour nos deux cœurs
Ce paradis qui nous fait peur.

J'pose l'édifice, t'y mettras l'âme,
Rien de factice, oublie les drames,

Tous les deux, on mettra les voiles,
Toujours plus loin, sans se faire de mal.

J'compte jusqu'à trois, viens on s'arrache,
Appuie sur le frein, pas d'amour vache,
J'ai pas envie de plonger dans le noir,
J'ai pas le temps pour une fausse histoire.

J'ai la constance et j'suis déter,
J'ai même pas d'quoi me foutre en l'air,
Plus forte que toi sur la distance,
Rien que j'redoute comme tes silences.

Dans quelques jours, tu seras parti,
Un « Au secours », et c'est fini,
Sans un détour, t'as pris ma vie,
Et mon amour, et mes envies.

Tu reviendras, un jour comme ça,
J'aurai pris froid, mais tu seras là,
On va guérir, j'm'attends au pire,
Mon seul désir : te faire sourire.

Sérotonine

Le docteur V. dit que je manque de sérotonine. Depuis quelques semaines, je lui explique que je ne dors pas ou très peu - cinq heures par nuit. Je me noie dans le travail, dans le sport et dans ma thérapie. J'avance comme un automate. Je lui demande où trouver de la sérotonine hormis dans les romans de Michel Houellebecq. Dans son ouvrage du même nom, l'écrivain met en garde contre « l'endurcissement des cœurs ». Le mien est-il en train de se refermer ? De s'assécher ? Je suis entourée d'amour, mais incapable de le recevoir.

La sérotonine c'est l'hormone de la gestion du stress, de l'endormissement. On l'appelle aussi hormone du bonheur. C'est également un neurotransmetteur de la satiété. J'allais devoir faire le plein.

Mes relations avec ma famille se délitent et mes colères sont plus éruptives ; *idem* au boulot. Les sorties violentes se multiplient. Je refuse le compromis, provoque le clash, pousse mon chef dans ses retranchements et claque la porte à la moindre dissension. Une fois n'est pas coutume, je ne tarderai pas à donner ma démission. Mes amis sont des soupapes de décompression. Je remplis le temps, je suis là sans être là. Ma vie amoureuse est un fiasco. Je ferme les yeux sur ce qu'il pourrait m'arriver d'agréable et use mon énergie dans des passades.

Je redoute l'inertie, la répétition du même, le familier, le trop commun. Naufragée de l'ordinaire, je suis toujours en quête d'un ailleurs, d'une échappatoire. À l'hôtel, je choisis le côté du lit situé près de la porte. La nuit, je laisse les fenêtres grandes ouvertes. Je ne reste jamais plus de deux ans dans la même boîte et manie l'art de la fuite avec brio ! En soirée, je me barre toujours la première, prends mes jambes à mon cou dès que je sens pointer l'ennui, saute dans un taxi et détale à l'autre bout de Paris. Fugitive mais loyale, je reste fidèle à mes ambitions, à mes amitiés et à mes sentiments.

Je me suis souvent questionné sur l'impact de ma pathologie sur mes relations affectives. Ma vie sentimentale semble indexée sur l'évolution de la maladie, les deux courbes se superposant. Depuis mes 14 ans et l'apparition des premiers troubles, je suis accro aux relations toxiques. À chaque rencontre le cycle se répète. C'est une succession de *highs*, descentes, sevrages... jusqu'à la prochaine prise. D'abord on plane. L'autre, je l'idéalise. Delirium sous kétamine. Il devient l'objet de tous les fantasmes, de toutes les projections. Dans la plupart des cas, on se connaît à peine. Le sentiment amoureux né du désir s'étend jusqu'à engloutir le peu qu'il reste de raison. Les lendemains sont difficiles : réveil ingrat et café noir. La chute va durer des mois. Je multiplie les palliatifs. Indéfectible quatuor : travail, sport, psychotropes et dénutrition.

Pour combler ma petite carence, la psy me prescrit un traitement antidépresseur. Je vais désormais planer à l'Effexor, puissant inhibiteur de la recapture de la sérotonine. Au début c'est du coton. Chaque matin, après le petit-déjeuner, j'avale la capsule avec mon expresso. Les effets se manifestent au bout d'une demi-heure. C'est comme une perfusion de morphine. Lentement, la sérotonine vient infiltrer mes veines et se diffuse le long des vaisseaux, du crâne jusqu'aux chevilles. La sensation est brève. Elle dure le temps d'un trajet en métro. Mes pensées sont neutralisées, plus de fluctuations cérébrales. Je peux commencer à travailler. Si l'Effexor atténue mes angoisses, très vite, il me coupe de mes émotions. D'hypersensible, je deviens apathique. Je n'ai plus le goût de me vêtir, de sortir, ni de cuisiner. Je passe mes week-ends à traîner en jogging, me terre dans mon studio pour écrire et me nourris de pennes Barilla, sauce *arrabbiata*. Maman dit que j'ai lâché. Je ne compte plus les calories, assouvis mes besoins élémentaires : manger, dormir, lire et laisser vagabonder mon esprit.

Guillaume m'écrit. Comment ça va ? On ne s'est pas vus depuis des semaines. Tu voudrais que je te dise comment tromper la solitude avec mes capsules d'Effexor à libération prolongée ? Que je t'explique pourquoi les migraines se multiplient, les mégots s'amoncellent, pourquoi les feuilles de soins s'accumulent ? Hier, j'ai quitté le bureau en larmes. Une migraine s'est déclenchée. Je la guettais. C'est toujours pareil. D'abord, des faisceaux lumineux éblouissent et obstruent la vision. Je regagne mon poste en titubant, éteins mon ordinateur et mets la tête dans mes mains. Vite, un coca light, mon flacon d'huile essentielle ! Je commande un taxi. Le compte à rebours est enclenché. Dans quelques minutes, les maux de tête prendront le relais. Boum, boum ! Mon cortex cérébral est un ring de boxe. Les céphalées sont installées. Bientôt le K.-O. Arrivée à la maison, je m'affale sur le sofa et avale mes triptans. Apparues dans les années 1990, ces molécules s'avèrent particulièrement efficaces en cas de crise. Elles stimulent les récepteurs de la sérotonine. Dans quelques heures je me réveillerai, sonnée, vidée, et j'appellerai papa.

— Salut, c'est moi, j'te dérange pas... ?

Les causes de la migraine, je les connais par cœur. De Lariboisière à Sainte-Anne, j'ai consulté les plus grands spécialistes. Un coup de fil de papa et c'est réglé. Stress, insomnies, réveils nocturnes, hyperactivité, excès de sport, hypoglycémie... Je dresse la liste des facteurs aggravants. J'ai suffisamment de matière pour rédiger un article entier sur Doctissimo. Migraine du week-end, décompression. Vertige du dimanche soir, détente programmée. Veille de rentrée scolaire, dérapage contrôlé. J'ai envisagé tous les scénarios. Je peux prédire l'heure d'apparition des symptômes, le type de manifestation, la durée de la crise et l'expédient. Depuis dix ans, je ne compte plus les réunions interrompues, les départs du bureau en catastrophe - je suis confuse, je ne vois plus rien -, les siestes improvisées sur un coin de table, les réveils nocturnes. Un sabotage. Un gâchis. Si mon hyperesthésie encourage les crises, leur multiplicité relève de ma seule responsabilité. Je laisse la crise se déclarer. Elle seule m'autorise à lâcher prise, elle est ma couverture, mon alibi. Au cours des vingt-quatre prochaines heures, je vais enfin pouvoir dormir, m'alimenter convenablement, m'arrêter tout court, daigner appeler à l'aide et, sous les oreillers ouatés, quelquefois pleurer.

Comment stimuler la sécrétion de sérotonine

- Refaire le monde avec toi
- Se foutre des écolos, des hygiénistes, des gauchos, des opportunistes
- Fumer à la fenêtre
- Traîner en pyjama
- S'endormir avec toi
- Voir le jour se lever
- Se recoucher
- Passer l'été avec Dumas
- Relire *La Vie devant soi*
- Boire du café
- Flâner à Orsay
- Aller au marché
- Manger une margherita avec les doigts
- Traverser Paris à vélo
- Écouter un album de rap
- Peindre à l'atelier
- Appeler maman
- Boire un gin tonic
- Se faire masser

– Provoquer papa
– Écouter Nino jouer du piano
– Courir avec Vlad
– Prendre un billet d'avion
– Plonger
– Faire du bateau
– Rire avec toi
– Oublier d'être sérieux
– Faire des spaghettis pour papa
– Marcher avec lui
– Caresser un chien
– Ramasser des noix
– Sabrer un Ruinart
– Partir en randonnée
– Faire une valise
– Prendre un train
– S'embrasser
– Bronzer
– Regarder les gens
– Ne pas penser
– Faire un tour à moto
– Faire un câlin
– Improviser
– S'acheter des jeans
– Se parfumer
– Prendre un bain

Lire, traîner, boire du café

18 avril 2020, j'ai besoin de cigarettes. Maman remplit une attestation de déplacement dérogatoire. Motif : achats de première nécessité. En isolement comme en confinement, je pourrai toujours compter sur elle. Nous sommes là l'une pour l'autre, attentives et pudiques. Ni trop près ni trop loin, nous observons cette juste distance à laquelle tient notre équilibre familial, émotionnel et psychique.

Une fois par semaine, maman va faire les courses au supermarché, armée de gants en latex, d'un masque chirurgical et d'une visière de sécurité. J'ai toujours aimé l'accompagner. Le vendredi soir après l'école, quand elle rentrait de l'hôpital, nous foncions à Carrefour, dans la zone industrielle, remplir le chariot de Dinosaurus, granola, frites McCain et coca-cola.

Quand le frigo est vide, je suis triste. Le frigo vide, c'est l'absence, le manque, maman qui s'en va, papa qui ne rentre pas, et moi qui attends, les yeux rivés sur la fenêtre tandis que clignote le bouton vert de l'ascenseur. Rentrera ? Rentrera pas ? Ce soir, j'ai le cafard. Dimanche, nous irons déjeuner chez Nany. Chez elle, le frigo est toujours plein. Elle n'a pas un radis, mais ça déborde de tous côtés. Ça déborde de bouffe, d'amour, de pleurs, ça déborde en tout.

Et moi, quand ça déborde, ça me rassure. Même au plus fort de mon anorexie, je mettrai un point d'honneur à remplir mon frigo. Il y a trois choses que je redoute et qui longtemps m'ont empêchée de dormir : être à découvert, être à court de livres et trouver le frigo vide. Tant pis si je ne finis pas les yaourts avant la date limite. Si je veux en manger un, je peux. Et puis j'adore regarder les gens remplir leur caddie. Lorsqu'ils déposent le contenu de leur panier sur le tapis de caisse, on peut dérouler toute leur vie. Un jour, j'écrirai une sociologie du panier Monoprix !

Remplir le frigo, l'agenda, le dressing, le livret A... Ça comble un vide en moi. Je préférerai toujours le « trop » au « pas assez ». Pas assez de thune, de cœur, de talent, pas assez de sentiments. La liberté c'est d'en avoir trop. Je n'ai jamais su aimer ceux qui en manquaient.

À midi, maman s'occupe du déjeuner. Le soir, en alternance avec Vlad, je prends le relais. J'expérimente, je teste, je goûte. Cuisiner pour les autres devient un plaisir. Je mélange les asperges vertes au pecorino, les crevettes roses au safran, fais tournoyer le carrousel à épices, accommode une sauce aux poivrons pour les pâtes. Vlad veille à nos apports en protéines, snacke le thon en tataki, fait cramer la poêle et redécore la cuisine d'une couche de suie. Un peu de fumée et quelques cris. On souffle sur les braises, on s'engueule, on regrette et puis on trinque. Un verre de vin de pays... parce qu'on est tout seuls, parce que papa est tout seul, parce que Bonne-Maman est toute seule, parce que Nino est loin et parce qu'on en crève d'être aussi fragiles et aimants, d'être aussi dépendants.

La journée, maman jardine. Vlad et moi goûtons aux joies du télétravail. Je me lève vers huit heures. Il n'y a plus de réveil, plus d'alarme à cinq heures quarante-cinq pour faire l'ouverture du Club. Je guette le chant des oiseaux, le bruit des gouttes sur les tuiles en ardoise, le chat qui miaule, les volets qui claquent. Emmitouflée dans mon plaid en mérinos, je descends les escaliers en pyjama, rejoins maman qui fait griller son pain. Le lapsang souchong infuse dans la théière. Je prépare un café, m'installe devant le poêle à bois et entame un nouveau chapitre de *La Peste* : 1940, l'Algérie, Oran, l'invasion, le déni et Rieux qui « pensait qu'il était juste que, de temps en temps au moins, la joie vînt récompenser ceux qui se suffisent de l'homme et de son pauvre et terrible amour ».

Vers huit heures quarante-cinq, nous partons courir. Un jour sur deux, j'accompagne Vlad. Au début je râle : trop de boue, trop de ronces, trop de dénivelés. « Laisse-moi faire mes dix bornes en ligne droite, j'ai pas prévu de suivre un entraînement intensif pour l'UTMB[8]. » Mais c'est si rare d'être ensemble, si précieux. Alors j'obtempère. Je le suis. Et parce que mon amour pour lui est inconditionnel, j'accepte et tolère tout.

À la nuit tombée, j'appelle papa et je prends des nouvelles du front. Les stocks de masques s'amenuisent et les lits des services d'urgence sont réquisitionnés. Pour lutter contre le virus, on entre en résistance. Mais quand vous quittez le service, un autre germe vient infecter votre intérieur et ronger votre moi tout entier. Pathogène lui aussi, le germe de l'abandon se propage et s'étend par contagion. Je lui raconte Camus, *L'Homme révolté.* Nous rêvons d'Alger,

8. Ultra-Trail du Mont-Blanc.

la ville blanche. Nous nous disons qu'un jour nous ferons le voyage en Algérie, tous les deux, sur les traces du prix Nobel. Nous dépasserons l'absurde et, si l'on ne croit pas en l'au-delà, on peut toujours croire en l'été.

Dans ma tête, ça se complique. Les jours sans fin, la perspective d'un long séjour à la campagne, les matins qui s'égrènent au rythme des flashs infos, des pages qu'on tourne, des points météo. Les tasses qui se vident, celles qu'on remplit. Le café qui stagne au fond du filtre. Les heures qui s'écoulent sans l'ombre d'une rencontre, d'une magie. Les questions qui fusent et celles qu'on refoule. Les mauvaises pensées reviennent. Un repas, une pénitence ; l'impression que ça recommence. Mesures sanitaires obligent, le docteur V. a fermé son cabinet. Nous maintenons le contact une fois par semaine par téléphone. J'évoque la résurgence des troubles.

— Pourquoi maintenant, après tant d'efforts ?

Je régresse - je le savais, l'anorexie, on n'en guérit pas. Le docteur V. se ravise :

— Surtout, ne vous sabordez pas. Les jeunes femmes anorexiques souffrent d'une faible tolérance à l'incertitude. Le confinement, l'absence d'horizon et le manque de projection renforcent cette raideur, provoquent de nouveaux symptômes. Il faut reprendre le contrôle d'une existence placée en suspension.

Rigidité mentale, maîtrise du corps, entraînements intensifs, décompte des calories : la mécanique s'emballe. Je ne trouve plus la pédale de frein. Pour chasser les mauvaises pensées, je ressors les colonnes de Beck, le carnet alimentaire. Il faut rationaliser. Quand les idées s'emmêlent, je m'isole, je ferme les yeux et j'écoute ma respiration. S'ensuit une longue dialectique, laborieuse mais implacable, pour revenir à la raison. Mes gestes barrières, je les maîtrise. Je ne peux plus me laisser envahir. Je ne veux plus. Je redouble de concentration, réitère l'opération pendant plusieurs jours, une, deux, trois fois, dix fois s'il le faut. Au bout d'une semaine, la petite voix s'en va. Je comprends qu'il n'y aura pas de répit gratuit. Chaque accalmie a son prix : celui d'un effort immense, prométhéen. Je suis en rémission comme en croisade. « Nous sommes en guerre », a dit Macron. À tout moment je dois pouvoir sortir mon arc, mon carquois et mes flèches. Il faut viser juste, car la cible est mouvante, irrégulière, versatile.

MDP : guerir2020

En sortant de l'hôpital, j'ai mis à jour mes mots de passe. D'habitude, j'utilise le prénom d'un ex. Pour le réifier, décharger la relation de son lot d'affects et cicatriser. Jeremy2006 sur impots.gouv, Julien2012 sur Uber Eats. Demandez le service, je vous donne le prénom, la période, le mode de rupture et la durée de la thérapie. Désormais, j'allais regarder devant, avec pour seul espoir : guérir.

25 mai 2020, je suis rentrée à Paris. Depuis quelques jours une drôle de douleur me cause d'abominables spasmes. Elle s'accompagne de brûlures lombaires. Maux de ventre, maux de tête : je mets ça sur le compte du stress. Nouveau monde, nouveau job, nouvel appart, ça fait beaucoup de changements en si peu de temps. Les jours passent, la douleur perdure. Je me réveille en sueur au milieu de la nuit, descends un litre d'Évian et m'installe sur la cuvette des cabinets. Voyants rouges. Ça fait deux ans que je n'ai pas utilisé de tampons. Je farfouille dans l'armoire à pharmacie à demi endormie et tombe sur une boîte pleine. Sans applicateur, j'ai perdu la main. J'enfonce deux doigts, respire un grand coup, me recouche en souriant, une main sur le ventre. J'ai 31 ans et un corps fertile. Demain, peut-être, je donnerai la vie.

Début septembre, je retourne voir le docteur V. Je lui dis que je me sens seule et vide, démunie. Elle me répond « insatisfaite ». Pourtant, je n'ai jamais gagné autant d'argent, j'ai validé ma période d'essai, acheté un appartement, retrouvé le chemin de l'atelier, entrepris un projet d'écriture et rejoint le club très fermé des enseignants de la Sorbonne. Mais les jours s'écoulent et rien n'a de sens. Je me sens terriblement las. Je pense à décrocher, m'abrutis d'Effexor et de poésie décadente, grille clope sur clope, redoute les week-ends à Paris. Mon poids s'est stabilisé, ma glycémie aussi, mais l'électrocardiogramme est plat. Cachée derrière son masque, le docteur V. m'observe m'agiter. J'ai l'air d'un moineau égaré tout droit tombé du nid. Elle, qui fait sourdre à chaque séance de nouvelles questions, m'apporte enfin une réponse.

— Ce qu'il vous faut, c'est une relation amoureuse épanouissante, dit-elle en insistant sur le qualificatif. Et puis à votre âge, les choses vont vite.

Sans doute. Qu'est-ce que ça veut dire, à mon âge ? Dans quatre mois j'aurai 32 ans. J'aime un type sensible, imprévisible, évanescent qui en a dix de plus. À nous deux, nous pourrions gravir des montagnes ou nager dans la fange. C'est loin d'être un ange, mais je nous vois avancer. Cabossés, mais soudés, névrosés, mais candides... De toute façon, j'ai toujours détesté les autoroutes, les circuits tracés, les GR[9] balisés, et puis l'aventure est belle et je ne connais pas d'autre schéma. Et celui-là, je ne suis pas parvenue à le faire voler en éclats. Je dois me foutre le doigt dans l'œil. C'est toujours la même histoire, ça commence par un

9. Sentiers de grande randonnée.

coup de cœur, ça finit aux antidépresseurs. Guillaume2020 allait très vite remplacer le mot de passe de mes sessions Amazon et Doctolib. En attendant, j'ai adopté Lennie, un terrier brésilien, parce que j'ai abusé du Lexo. Et parce qu'aucun paradis artificiel ne pourra rétablir les liens qui nous raccrochent à l'existence pour lui donner du sens. Nino dit que je dois me faire une confiance aveugle. Alors tous les deux, c'est sûr, on va guérir.

La guérison est une quête, une inlassable poursuite. Que signifie guérir quand on a retrouvé un poids stable ? Quand le rituel du repas n'est plus une souffrance ? Quand les règles reviennent ? Est-ce qu'on s'arrête là ? Tope là, j'ai rempli mon contrat ! Guérir c'est s'éloigner du gué, s'écarter du précipice. Guérir c'est accepter d'aller mieux chaque jour, ne pas regarder derrière, ne plus remuer le passé. Guérir c'est retrouver cette peau originelle - sous les lambeaux, la sève ; sous l'épiderme, la vigueur, l'énergie vitale -, ne pas avoir peur de la caresser, de la soigner, de l'aimer. Cette peau neuve, cette enveloppe première, c'est un beau jour l'exposer. Rompre avec cette cuirasse, ce blindage inutile est un préalable à la guérison. Comme le souligne Claire Marin, la « rupture est condition de ma naissance comme de ma renaissance ».

Vivre en harmonie avec son corps est une chose ; en harmonie avec les autres, voilà un autre combat. Délaisser les peurs, les paranoïas ; plaquer les amours toxiques, les relations unilatérales... Le sevrage est long. Après Guillaume, il y a eu Sam et encore Jim. Sam m'a humiliée. J'ai laissé faire. Il s'est immiscé dans ma vie, alors que je n'avais rien demandé. En quelques semaines, il a pris toute la place, habité mes nuits, plané sur mes jours.

Sam et moi travaillons ensemble. Au début, la collaboration est joyeuse. Sam déploie une stratégie de conquête qui dépasse très vite le cadre professionnel de nos échanges. Je suis flattée. Je vais pouvoir oublier Guillaume. Je me prends au jeu, redouble de zèle. Je veux lui plaire, à ma manière, en cultivant ma douceur, mon esprit, mon charme blasé. Sam mord à l'hameçon. Lui et moi sommes gouvernés par une pulsion animale. Il faut briguer, obtenir, décrocher. Le jouet doit être éclatant et lustré. J'en fais un caprice, une idée fixe. Après le premier baiser, je baisse la garde. Mon intérêt pour Sam diminue et l'estime que je lui porte aussi. Je ne veux plus jouer. Il persévère, avec lourdeur et brutalité. Je fais le dos rond. Il va se lasser, c'est une question de temps. Mais si nos routes se croisent, Sam pose un regard bestial et libidineux sur mes seins, la courbe de mes hanches, le galbe de mes fesses. Une main baladeuse, un commentaire graveleux ? Attendre que ça passe et mépriser. Dans mes rêves comme dans mes cauchemars, un mot, toujours, vient me hanter : humiliation. Le docteur V. m'interroge. Je lui décris l'objet de mes songes. Je suis une coquille vide. Elle réfute.

— Une coquille qui s'est laissé vider.

Quelques mois plus tard, je raconterai cette mésaventure à Jim. Lui et moi, nous nous connaissons depuis dix ans. J'ai été très amoureuse de lui et puis nos routes ont bifurqué. Notre lien, pourtant, ne s'est jamais brisé. Je garde une profonde tendresse mêlée d'amitié et de désir parfois, envers celui qui m'aura initié à la cocaïne, au poker et à la vodka. Avec lui, j'ai connu les nuits blanches, les matins brumeux. Il est le gentil démon qui vole au-dessus de mon épaule, lorsque la solitude me hante et m'aspire, si je contemple le vide qui m'aimante. Magnétiquement. Il est mon compagnon d'ivresse, de débauche, le partenaire de mes errances, le témoin des jours sans fin.

C'est un mercredi soir. J'ai débouché une bouteille de chablis et sorti deux verres à vin. Sur la table trône un paquet de Marlboro Red entamé. Jim attend son livreur. Je lui donne mes clés, il me ressert un verre. La clé tourne dans la serrure. Je suis ivre. Jim trace deux lignes sur une anthologie de la poésie française, un gros volume. C'est chic. Il tire de sa poche deux billets de banque : billet vert pour moi, billet violet pour lui. Jim m'a toujours éblouie par sa prodigalité. On en fait des pailles. Après la dernière trace, Jim se jette sur moi. Je sens sa langue épaissie par l'alcool pénétrer ma gorge. Je le repousse.

— Il est trois heures du matin, rentre chez toi.

Guérir. Oser dire non, non plus seulement avec mon corps, mais avec des mots. L'anorexie est une déviance qui appelle la déviance, condamne la victime, sanctifie son bourreau.

Parler

Octobre 2020, à l'aube d'un nouveau confinement, les experts se multiplient sur les plateaux de télévision pour alerter les pouvoirs publics sur le maintien et le renforcement des soins en matière de pathologie mentale.

Autour de moi, j'en vois qui vacillent. La psychose reprend ses droits. Les cabinets des thérapeutes vont fermer leur porte. Finies les poignées de main chaleureuses, les « prenez soin de vous », « regardez-moi », « montez sur la balance ». On se contentera des appels en visio, des connexions hasardeuses, des « je vous rappelle, ça a coupé ». Je vous le confirme, docteur, ça a coupé. Et bien comme il faut ! Oubliées les soirées d'ivresse, la bouteille de Tanqueray qu'on ouvrira tard dans la nuit sur un remix de PNL : « J'me remets en question avec des larmes dans mon vin. » Finis les séances du mercredi, les platanes de l'allée Charles-Baudelaire, les tailleurs cintrés du docteur B., Charlotte, Nathalie, Lola et toutes les autres. Désormais c'est chacun pour soi. Alors mieux vaut être armé.

Si le premier confinement fut marqué par la résurgence de symptômes enfouis, je traverse ce deuxième acte confiante et apaisée. Mon équilibre alimentaire est stable, à l'image de ma santé psychique et psychologique. Je veux le dire, le crier. Parler pour alerter. Parler pour expliquer. Parler pour m'assumer. Jeudi 26 novembre 2020, je suis l'invitée de l'émission *Priorité Santé* en direct sur l'antenne de RFI. Je prends la parole en public, prête à fendre l'armure pour tous les anonymes, mes parents, mes proches, collègues de travail, amis ou simples connaissances. Je n'ai plus peur. Je réponds aux questions de la journaliste avec calme et assurance. À l'issue de l'interview, mon téléphone sonne. Je reçois des messages par dizaines, venant de proches ou d'inconnus, me témoignant leur reconnaissance, m'adressant des remerciements. Des « Moi aussi, je connais quelqu'un, on n'en a jamais parlé, j'aimerais pouvoir l'aider »...

Pierre Bourdieu définissait le langage à travers sa portée symbolique et sociale. On ne peut le résumer à cette unique fonction. Je crois profondément à la fonction émancipatrice du discours, qui, s'il donne une assise à son locuteur, possède un pouvoir cathartique évident, pour celui qui s'exprime d'abord, mais aussi pour celui qui en accueille le contenu. Sans céder aux transports de la médiatisation, sans chercher à m'imposer comme l'étendard d'une cause malheureuse, je veux signifier l'urgence du dire, cette parole libératrice qui éclaire, berce, soulage et qui parfois guérit.

Longtemps, je suis restée silencieuse. Adolescente, je me retranche dans mon mutisme. À la maison c'est Vlad qui tient le crachoir. Il a toujours quelque chose à dire, une aventure à raconter. Vlad a le sens de la mise en scène. Chaque narration foisonne de détails truculents, d'accents folkloriques, de drames de la vie quotidienne. Il transforme la moindre anecdote en épopée. Il a du style, de l'emphase et n'a pas peur du ridicule. Il parle pour dix, moi je l'écoute, j'acquiesce, je souris. Maman joue les arbitres, veille à l'équité du temps de parole. « À ta sœur maintenant. » Quand vient mon tour, je n'ai rien à dire. Ma vie n'est pas drôle, je n'ai aucun talent pour la rendre pittoresque, et je manque d'imagination. Ma vie intérieure est plus intense. Dans mes abysses se jouent des drames, des duels, des chevauchées fantastiques. Je vis dans un monde de livres, de lyrisme, de romantisme. Mes émotions, je les comprime ou les transfère. Je vis la vie d'une autre, héroïne délaissée, princesse énamourée. Ma sensibilité, je l'exprime ailleurs. Il y a eu les cours de théâtre, les répétitions en costume, le spectacle de fin d'année, la troupe du quartier d'Ainay. J'ai récité Molière, Labiche, Feydeau. Sur scène je dis les mots d'un autre, je m'exprime, je crache, expulse mes névroses. Il y a les vendredis soir à l'atelier : dessin d'observation, tracé académique, carnet d'étude, anatomie des courbes et modèle vivant. J'ai longtemps copié, imité, singé, reproduit les paysages de Dufy : *Nice, la Baie des Anges, Vue d'une fenêtre à Nice, Le Casino de la Jetée à Nice.* Avec l'anorexie j'ai cru trouver un style, une singularité. Pablo m'apprend à la reconnaître, à la cultiver. Avec lui, pas de figures imposées. Je suis le réceptacle d'influences multiples, qui m'ont forgée. Et dans cet heureux désordre, je vais puiser mon encre, pour que jaillisse sous la plume le dictionnaire de mes pensées.

Débranche

À quoi tu penses ? À rien. Aux feuilles de soins à renvoyer. Au contrat d'assurance vie. J'ai laissé un message à la conseillère. Elle doit me rappeler. Aux papiers du chien. La machine à faire tourner. À son rappel de vaccins. J'ai trouvé une clinique pas loin. On peut y aller à pied. Pas eu le temps hier. J'avais un call à huit heures trente. Et puis un autre, jusqu'à dix-neuf heures. J'ai rendez-vous chez la psy. Penser à lui demander une ordonnance. La pharmacienne a refusé. Rappeler la mutuelle. Il doit y avoir un problème. Mettre à jour la carte vitale. Acheter des cigarettes. Hier j'ai trop fumé. Quatre jours sans alcool. Trois sans Lexomil. Mangé végétarien depuis mardi. Attention aux protéines. Ce soir j'ai du thon. Demain poulet. Racheter du tofu. Et du pain aussi. Allez chez Biocoop avant dix-huit heures. Sinon tant pis. Finir le paquet de pâtes entamé. Il reste un fond de bolo quelque part. Rappeler l'agence. L'eau du frigo coule depuis trois semaines. Le joint de la porte est défoncé. Téléphoner à Bonne-Maman. La dernière fois j'ai promis. Changer de fringues. Prendre RDV chez le coiffeur. J'aurais dû mettre mes Air Max grises. Dix-sept heures : aller promener Lennie. Quelle gueule d'abruti ! Ça fait un mois. Lui donner son vermifuge. Heureusement que je n'ai pas d'enfant. Plus qu'un chapitre. Commander des livres sur Amazon. J'avais pas un chèque-cadeau ? Retrouver les codes. Les fenêtres sont sales. Y'a plus de sauce soja. + 2 067,15 € sur le compte courant. Moins le montant du prêt, la séance de laser, les courses, le cadeau pour maman. J'ai fait trop cuire les linguine. Aller courir avant neuf heures. Racheter des bananes. Mettre les AirPods à charger. Finir mes slides. Le poivron va s'abîmer. Rappeler le secrétariat. Tester les liens Zoom. Je déteste me forcer. Mettre un message d'absence. Envoyer un texto à Clem. Je suis partie sans dire au revoir. J'étais pressée. Être à l'heure pour la visite. Tu crois qu'elle s'est vexée ? Renvoyer son dossier. Il manque une quittance de loyer. Rappeler papa. Ça fait trois fois. Faire les vitres. Lui dire que je l'aime. Chercher la définition du mot « componction ». Avoir une opinion sur le Goncourt. Regarder les news. Écouter du son. Ce titre de Neil Young dont parlait Houellebecq. J'ai oublié la citation. Vérifier les taux d'intérêt. Écrire au courtier. Contacter cette journaliste. Diversifier. Lui proposer une tribune. Faire une liste de courses. Il manque de l'huile d'olive. Des cotons-tiges. La relancer. Acheter de la feta AOP. Reprendre le dernier paragraphe. Poster une photo. Penser aux tampons. Changer de filtre. Je n'aime vraiment pas son style. L'archiver. Stratégie de la rareté. Regarder un replay sur Arte. Vider les poubelles. Commander un G7 pour six heures quarante-cinq. Envoyer un recommandé. J'attends mon solde de tout compte. Répondre à cette interview. Poser un RTT. Récupérer les chemises au pressing. Y'a plus de Lexomil. Je n'ai rien compris au Goncourt. Se réinscrire à l'atelier. Renvoyer mon colis Zalando. Lui envoyer un texto. Qu'est-ce qu'elle a dit, la psy ? Ajouter un émoji. Ça me revient. L'effacer. Écouter ses envies. Poster cette story. Acheter un mille-feuille chez Pierre Hermé. Ne pas liker. Faire une séance d'UV. Infiniment vanille ou praliné ? S'excuser. Qu'est-ce que je disais ? Chercher la définition du mot « lénifiant ». Retourner à Marmottant. Première ou deuxième abstraction ? Mettre une option sur le prochain Paris-Lyon. Écouter l'interview d'Obama. Renouveler ma carte week-end. *To beat, beat, beaten.* Y'a plus de batterie dans mes AirPods. Débrancher la box.

Coupe la lumière et coupe le son
Débranche
Débranche tout
Débranche, débranche, débranche tout
Revenons à nous (...)

Fight Club

Ces derniers temps, les séances avec le docteur V. sont monotones. Je m'y rends en traînant les pieds. Je ressasse cette question sans oser la poser : jusqu'à quand ? On va se voir jusqu'à quand ? Encore trois mois, six ? Je tente ingénieusement d'espacer les séances. Se doute-t-elle de mon manège, de mon impatience ? Chaque vendredi, à dix-sept heures trente, j'honore mon rendez-vous. Cette fois, je compte bien prendre mon courage à deux mains pour lui annoncer frontalement mon désir d'interrompre la thérapie. En vain... Je parviens tout juste à formuler cette question timide :

— Docteur, est-ce que je suis guérie ?

Je sais d'avance que je n'obtiendrai pas de réponse satisfaisante, alors je poursuis.

— Comment savoir où je me situe ? Que disent les chiffres ?

Le docteur V. inspire profondément et me renvoie aux statistiques.

— En général, c'est un tiers, un tiers, un tiers. Le premier tiers est considéré comme guéri. Le deuxième vit avec une forme atténuée de la maladie, les préoccupations alimentaires persistant. Quant au dernier, il est irrécupérable.

Sa réponse me glace, je regrette de l'avoir interrogée. Mon poids est stable, mon équilibre psychique rétabli, mes règles régulières, et je relâche peu à peu le contrôle sur mon image. Certes, je me suis construit une silhouette, un personnage dont je cultive les traits, soigne les contours, mais cette personnalité nouvelle me plaît, je la chéris. Faut-il y voir une marque de contrôle ? Sans doute. Maman m'a dit de la laisser derrière, la maladie. Avant j'y pensais chaque jour : chaque matin en me levant et le soir en m'endormant. Aujourd'hui je pense à Lennie, au souvenir de Juan, à son teint mat, à ses muscles puissants, à son torse affûté, à son regard ardent. Je pense à tout ce que j'ai fait hier, à ce que j'accomplirai demain. Je pense à l'été, à nos retrouvailles, à la maison familiale, à la chambre claire, à sa porte-fenêtre, à la chaise en cuir et au vaste bureau monté sur les tréteaux en verre.

Un jour peut-être j'aurai ma réponse. Jusqu'à quand fait-on partie du « Club » ? Si les symptômes s'éloignent, entre junkies, on se reconnaît. Nous avons toutes une carte de membre sans date d'expiration. Quand j'en croise une, je détourne le regard. Avant, je les épiais, attirée malgré moi par l'apparence d'une ombre, simulacre de femme, illusion mortifère. Le docteur V. me met en garde contre l'effet « reconnaissance ». Elle me questionne sur mon entourage, professionnel et amical.

— À votre avis, certaines souffrent-elles de troubles alimentaires ?

J'observe mes collaboratrices à l'heure du déjeuner... ça pinaille pour une salade, ça boude les viennoiseries. Ça compte les calories, ça goûte, mais ça ne finit pas. Au début, leurs minauderies m'exaspèrent. À chaque repas je finis mon assiette, je ne fais pas de chichis. Puis je finis par les ignorer. Leurs manières ne m'intéressent pas. Les surveiller serait pervers.

Il faut apprendre à la jouer solo, à la fermer. Comme dans *Fight Club*, la première règle à observer est la suivante : ne pas parler du Club. C'est pareil en société. Je ne parle pas des TCA. Je n'ai pas honte, je les assume, mais ils ne me définissent pas. Membre à vie, membre honoraire ou bannie. Un jour, on a toutes fait partie du Club. Aujourd'hui je me fous pas mal de mon statut, je n'appartiens à aucun cercle, aucun cénacle. Demain peut-être je rejoindrai le Club des affranchi(e)s.

L'anorexie s'appréhende comme une addiction. S'affranchir de celle-ci est un combat, une lutte sans précédent. Au début je compte les jours, les semaines aussi : abstinente depuis trois semaines, un mois... Dans mon cas, « abstinente » signifie que je n'ai pas sauté de repas. À plusieurs reprises j'ai eu le choix. Seule, à l'étranger, de retour de soirée. Mangera ? Mangera pas ? La voix de la maladie résonne. Et si je cédais cette fois ? S'endormir le ventre vide et sentir une quiétude immense s'emparer de tout son corps. Ce sentiment de vertige qui enivre et vous endort revient vous titiller au matin. À chaque occasion j'ai le choix, j'ai toujours le choix. Je peux laisser la maladie s'exprimer ou décider de la dominer. Je n'ai jamais cédé. Sauf cas de force majeure, nausée ou indisposition, j'honore mes repas, parce qu'aujourd'hui je connais les conséquences de la maladie. J'aime mon corps et je le respecte. Je dois conserver mes muscles, ma silhouette. Je ne dois pas être carencée, il faut éviter à tout prix l'aménorrhée.

Mes réflexes ne sont pas toujours spontanés. Je dois réapprendre, intégrer cette nouvelle « naturalité ». L'autre jour, une amie proche m'a questionnée sur mes habitudes alimentaires, elle m'a demandé où j'en étais. « Abstinente depuis deux ans. » Voilà ce que j'ai répondu. Je n'ai plus d'angoisse en amont des repas. Je mange en quantités égales et à heures fixes. Je veille à mes apports en glucides, protéines et lipides. Je ne pèse plus mes aliments. Je regagne jour après jour les quelques bribes de confiance en moi qu'il me manquait. Et si mon régime alimentaire reste sain, trop peut-être pour certains, je ne boude plus mes plaisirs. Mon rapport au corps devient plus tolérant. Je suis à l'écoute de mes envies, de mes besoins.

Je suis bonne élève et m'évertue à le rester. Je me donne un cap, une feuille de route. Mais il y a une zone d'ombre, une habitude à dissiper. Les séances chez le docteur V. me hantent, je me sens scrutée, épiée. Je devine la défiance du psychiatre envers sa patiente, envers l'anorexique tout court. Parfois, j'ai l'impression d'être la patiente du jour zéro. Me revoilà deux ans plus tôt, foulant pour la première fois le seuil du cabinet. Je pèse 47 kilos.

Campée dans son fauteuil en cuir, elle me toise.

— Vous avez maigri.

— Non, docteur.

— Vous êtes sûre ?

— Je vous jure.

— On va tout de même vérifier.

— Si vous voulez.

Je monte sur la balance comme une pénitente. Le chiffre qui s'affiche ne me trahit pas. Le docteur baisse la tête et la relève aussitôt.

— Effectivement. C'est sans doute votre pull, le noir c'est amincissant.

Sauf que je porte du noir depuis deux ans. À la longue, elle aurait pu le remarquer, garder pour elle ses doutes, rhabiller ses soupçons. Parfois j'aimerais crier : « Sérieusement, tu crois vraiment que j'ai fait tout ça pour rien ? Que j'ai du temps à perdre ? » Comme si mon engagement restait à prouver !

J'ignore si je gagnerai un jour la confiance de ma psy. Au fond, ce n'est pas le plus important. Elle est dans son rôle. Dont acte. Je persévère dans le mien. J'ai confiance en moi, peu importe sa méfiance. Je suis abstinente depuis deux ans.

Une saison en enfer

« J'ai appelé les bourreaux pour, en périssant, mordre la crosse de leurs fusils.
J'ai appelé les fléaux, pour m'étouffer avec le sable, avec le sang. Le malheur a été mon dieu. Je me suis allongé dans la boue. Je me suis séché à l'air du crime. Et j'ai joué de bons tours à la folie. »

Arthur Rimbaud, « Jadis, si je me souviens bien... »,
Une saison en enfer, *1873*

Vendredi 23 juillet 2021, c'est la dernière consultation avant l'été. Je confie au docteur V. mon angoisse. Saison de tous les possibles, de toutes les tentations, des plus grandes joies comme des plus gros cafards, l'été c'est l'absence, le manque, la séparation, le temps qui rallonge et l'introspection. Adieu métro, boulot, délire et frénésie. L'été c'est la saison du repos. J'observe mes congénères, attentistes et contemplatifs, se délecter pendant la belle saison. Conjurer l'ennui, tuer des heures, j'y pense toutes les nuits. Souvent, je pars en voyage, seule ou accompagnée. Itinérances, circuits organisés, je baroude. Mais à la tombée de la nuit, au milieu du dancing, sur le pont du ferry, je mesure l'épaisseur de cette croûte que j'aimerais grignoter, le poids des diktats, des amours mort-nés, des regrets, des projections, des grandes espérances et des déceptions. L'heure est au bilan, informel ou solennel, autour d'une tasse de café, sur un coin de table, un coin de serviette, à l'arrière des platines, une bouteille à la main, cigarette allumée. Je redoute la nostalgie, les flonflons, les karaokés Disney. On a payé une fortune ces vacances à Formentera, voilà ce qu'il en restera. Tous mes étés, je les ai flingués. Hospitalisations, ruptures, départs ou conflits familiaux. Chaque été le ciel est chargé. J'attends l'orage. Fugitif et fiévreux. L'orage d'été.

Cette année, je n'ai pas de plan, je n'ai rien décidé. Tout ce que je veux, c'est du temps long, vaquer à mes projets, personnels et créatifs. Cette année, j'ai besoin de silence, de tranquillité. Le mois dernier je n'ai pas eu mes règles. Un doute plane...

Lundi 26 juillet 2021, je suis abattue, clouée au lit par une fatigue immense. Je reviens d'un déplacement professionnel à l'étranger, l'année a été dense. Pour évacuer tout soupçon, je me rends à la pharmacie, achète un test de grossesse et une boîte de vitamine C. Je ne dois pas boire pendant quatre heures. Vers midi, je m'enferme aux toilettes. Le test affiche deux traits. Je suis enceinte. Incrédule, je tire la chasse d'eau, retourne à mon bureau. Je suis en retard, on m'attend en réunion. Je ne veux pas le croire, je ne peux pas. Il y doit y avoir une erreur. Cet après-midi je retournerai à la pharmacie, j'achèterai un autre test. Je réchauffe une assiette de coquillettes que j'ingurgite mécaniquement. Je suis essoufflée. Je regagne le canapé, où je m'affale de longues minutes. Lennie dort à mes pieds. Il est bientôt quatorze heures. Je me réveille en sursaut. J'attache Lennie à sa laisse, enfile une paire de mules et appelle l'ascenseur. Au bout de quelques mètres, je m'arrête. Ma respiration est saccadée, mes jambes ankylosées. Mes seins ont doublé de volume. De retour à la maison, j'ouvre mon ordinateur et ma session Doctolib. Le rendez-vous est pris pour jeudi matin, dix heures et demie.

Jeudi 29 juillet 2021, assoupie, je patiente en salle d'attente quand le docteur T. m'arrache à ma léthargie.

— Bonjour mademoiselle, qu'est-ce qui vous amène ici ?

— Je suis enceinte, docteur. Cette grossesse, je n'en veux pas.

Le docteur T. ne posera aucune question, elle m'accompagnera, quel que soit mon choix.

— La meilleure décision c'est celle que vous prendrez à l'instant T.

Je me hisse à demi-nue sur le divan d'examen. Une échographie pelvienne vient confirmer le résultat du test.

— Vous voulez voir ?

J'aperçois un point noir, une tache, un germe d'embryon. Je ravale ma salive et sanglote, convulsivement. Je suis sonnée. Moi qui pensais que rien ne pousserait sous cette enveloppe drue, cette carapace sèche... Je quitte le cabinet, seule. Dehors, le soleil brille. Demain j'avalerai un premier comprimé, et puis un autre, deux jours plus tard, pour déclencher les contractions et favoriser l'expulsion. Demain je remplirai une valise, prendrai un train, mon terrier brésilien et mon ordinateur. Ma mère m'attendra sur le quai de la gare. Je tomberai dans ses bras. Elle répétera que rien n'est grave. « Tu es fertile, souviens-toi de ça. »

Les jours qui suivent l'absorption des pilules sont éprouvants. Je ne peux quitter mon lit, me gorge d'antalgiques. J'attends Nino, mon petit frère, mon adoré. Il est le seul à qui je veux parler. À lui, je pourrai tout dire.

Un soir, nous partons en virée. Ma main gauche caresse mon ventre. Les traits sont tirés, je regarde par la vitre. Il me questionne. Alors j'avoue : cette histoire en demi-teinte, les coups de fatigue, le rendez-vous chez la gynéco. Nino demeure impassible, les deux mains sur le volant. Nous faisons un stop au McDonald's. Je rêve d'un Big Mac et d'un coca light. Nous nous attablons face à face, chacun sur une banquette. Le cheddar dégouline sur mes doigts. Nino sourit, avale une gorgée de Sprite et croque dans son Big Tasty.

— Quand tu l'auras décidé, maintenant tu le sais, tu le pourras.

Mon regard plonge dans le sien, dans ses yeux gris-vert et leur mystère impénétrable. Je scrute son teint hâlé, ses cheveux noir de jais.

Nous reprenons la route. En rentrant, nous retrouvons maman. Elle est au jardin pour l'arrosoir du soir, idéal en période de fortes chaleurs. Elle l'a lu dans *Rustica.* Au fond du pré, le lilas d'Inde s'est épanoui.

— Regarde ton arbre, ma chérie.

Il y a quinze ans, je rentrais à Saint-Vincent-de-Paul. Ce jour-là, maman plantait une graine au fond du jardin, un lilas d'Inde ou *Lagerstrœmia indica.* Il a survécu à tout : aux pluies diluviennes, aux hivers, aux sécheresses, aux transplantations. Aujourd'hui il est radieux et donne de généreuses fleurs rose fuchsia. Sa floraison commence, tardive, au cœur de l'été. Elle se développe, splendide, sous l'ardeur des rayons et la main délicate et puissante du jardinier.

Automate

Dans les semaines qui suivent mon IVG, je me rue dans le travail comme un automate. Il faut avancer, couper, oublier, vivre cet avortement comme un non-événement. Cliniquement, tout est rentré dans l'ordre. L'embryon est expulsé. Psychologiquement, le gynécologue ne décèle aucun trauma. L'avortement est un geste banal auquel recourent près de 200 000 femmes par an.

Les jours s'écoulent au rythme des conférences Zoom, des voyages en Thalys ou en avion, des déjeuners d'équipes, des tournages, des réunions. Les nuits sont courtes, les heures s'étirent. Je jongle avec chacune de mes obligations, honore mes engagements auprès des étudiants, écoute, conseille, oriente. Ma vie sentimentale passe au second plan. Je deviens cynique. Les hommes de ma vie sont de passage. Je finis par croire, comme l'écrit Frédéric Beigbeder dans *99 Francs*, que « [t]out est provisoire : l'amour, l'art, la planète Terre ». Je ne m'attache à rien. Reste l'amour des miens, celui des livres, et puis mon chien.

Absence, maladie, coup de stress, désillusion, quels que soient les aléas, je fais front. Rien n'est grave, alors j'absorbe. En silence. J'absorbe. Je ne ressens plus rien ou si peu. Je suis atone. Cet état de relative sidération, de stase, s'accompagne d'une hausse de ma consommation de cannabis. Seule le soir en culotte et *hoodie* noir, depuis mon balcon je tire sur un joint d'Amnésia x AK-47 ou Blue Cheese. J'opte généralement pour un mélange de tabac et *sativa*, variété de chanvre réputée pour ses qualités euphorisantes. J'accède à de rares moments de lucidité, minutes d'égarement et de clarté qui me retiennent captive. Il y a ce voile gris qui chaque jour retombe, un manque d'entrain, une apathie.

Physiquement, je constate une baisse d'énergie. J'aimerais dormir plus. J'ai du mal à m'entraîner et je fais l'impasse sur mes séances de cardio. Et puis, j'ai de plus en plus mal au dos. Les lombaires sont trop sollicitées. Sédentarité, insomnie, stress : tous les facteurs sont réunis. Ce matin d'octobre, il est sept heures. Je suis incapable de me lever. Je saisis mon téléphone portable d'une main, compose le numéro du SAMU et vingt minutes plus tard, rampe sur le plancher pour ouvrir au médecin urgentiste qui frappe à la porte. Je m'en tire avec une injection d'anti-inflammatoires en intraveineuse dans la fesse droite et une ordonnance de Lamaline, antidouleur de palier 2 composé de caféine, de poudre d'opium et de paracétamol. Avant de partir, le médecin me tend un arrêt maladie. Merci, ça ira pour cette fois. Quarante-huit heures de télétravail, un peu d'huile de massage et un patch de ThermaCare feront l'affaire.

Trois jours plus tard, je suis sur pieds et c'est comme si rien ne s'était passé. Je m'agite, me bouscule, reprends le rythme de mes trois entraînements hebdomadaires, prends un billet pour Dubaï, une valise supplémentaire, un tube de Lexomil en cas de coups durs. Le voile gris s'est rabattu sur mes paupières. L'horizon est trouble, confus.

À mon retour des Émirats, mon état se gâte. « Arrête de forcer », m'écrit papa. Mais je n'en fais rien. Je me perds dans cette quête jusqu'à l'épuisement et consulte un kinésithérapeute deux fois par semaine par acquit de conscience. Une nuit pourtant je m'endors la jambe droite toute raide, ankylosée. Je me réveille en sursaut, me connecte sur ma session Doctolib et prends rendez-vous pour le lendemain. À neuf heures je déboule dans le cabinet du kiné les larmes aux yeux, enlève mes chaussures, me déshabille, monte sur la table d'examens. La douleur m'obsède, je ne peux refréner mes sanglots. Décontenancé, il tente de me rassurer, croit dissiper mon trouble en affirmant qu'il s'agit simplement d'un mauvais moment à passer. Le soir, je consulte en urgence un médecin généraliste. Il me prescrit un nouvel antidouleur. Contre la sciatique, il m'administre un *shot* de Tramadol. J'attrape la perche, m'endors au septième ciel. Le cauchemar ne fait que commencer.

Fin décembre je m'apprête à partir dans les Pyrénées, retrouver ma cousine Naomi et ses enfants pour accueillir une nouvelle année. À quelques heures du départ, je ressens de brusques décharges dans la jambe droite. Névralgie, engourdissement musculaire, je reconnais les symptômes de la sciatique. Après avoir passé quelques coups de fil, papa m'obtient un rendez-vous en urgence à l'hôpital Saint-Joseph. L'IRM indique une hernie discale située au niveau des vertèbres L5 S1. Les anti-inflammatoires sont inefficaces. Il va falloir infiltrer. Tétanisée, je quitte l'hôpital en claudiquant. J'ai la colonne vertébrale d'une vieille de 60 ans. Une intervention sous radio est prévue pour le lendemain, une injection puissante de corticoïde à la racine du nerf devant entraîner une nette diminution de l'inflammation. À nouveau je me déshabille, pénètre dans la salle d'intervention. À demi-nue sur le billard, j'attends mon tour. Un infirmier vient désinfecter la zone à infiltrer ; je retiens mon souffle, le radiologue va piquer. Après l'intervention je suis lessivée. On m'installe en salle de repos. J'aperçois mon visage dans les vitres teintées. Je suis exsangue. Dans les quarante-huit heures qui suivent, je suis astreinte au repos forcé. J'annule mes billets de TGV et renonce à la perspective d'un 31 décembre en famille. Cette année je serai seule devant *Le Grand Bêtisier*. Ma contribution est authentique, gratuite. Il y a de quoi ironiser.

Début janvier le rythme s'accélère. Il faut développer, investir, recruter. La frénésie s'empare du quotidien, je retrouve l'adrénaline qui me tire hors du lit chaque matin. Psychologiquement mon état est stable. J'ai mon quota de stimulations professionnelles, intellectuelles, personnelles. En surface, je maîtrise. En réalité, j'ai comme un doute, un pressentiment. Les douleurs lombaires persistent. J'exécute avec peine mes exercices d'étirement et de renforcement quotidiens. Je sens que ça grince, que ça pourrait craquer. Je suis prise dans un engrenage, un cercle vicieux. Stress, contractions musculaires et douleurs lombaires : l'équation parfaite. Seul le facteur temps va m'échapper.

Le samedi 8 janvier, au cours de ma soirée d'anniversaire, je suis victime d'une nouvelle crise de névralgie. Les heures s'écoulent gaiement, au rythme des mégots qu'on écrase et des coupes de Prosecco. Je prends sur moi et ne dis rien. Vers une heure, je m'endors avec un comprimé de Tramadol. Le tempo des décharges s'accélère et ma respiration est saccadée. Je suis en apnée. Vers dix heures, je me lève péniblement encore ensuquée. Je m'habille, prépare un café, attrape la laisse de mon terrier et m'apprête à sortir. Dix minutes plus tard, je fais demi-tour. Quelque chose bloque, je ne peux plus marcher. Je m'avachis sur mon canapé sans me déchausser, en position fœtale. Je ne bouge plus. Dans une dernière tentative, j'avale un second comprimé. Mais je reste clouée au sol, incapable de me relever. Comme une mauvaise habitude, je compose le numéro du SAMU. À l'autre bout du fil, un médecin compatissant prendra l'appel. Je lui décris mes symptômes et retrace l'historique de mes poussées lombaires.

— On va vous envoyer une ambulance, mademoiselle. Ne bougez pas, on va vous soulager.

Je raccroche et tente de joindre mon frère. L'ascenseur est en panne, je ne pourrai pas me lever pour ouvrir la porte du hall aux ambulanciers. Et puis Lennie va rester seul. Il faut s'en occuper. Une demi-heure plus tard, Nino et Vlad débarquent catastrophés. Ils m'aident à faire un sac, à m'habiller, à nouer mes lacets. De mes fenêtres je vois l'ambulance arriver. Il faut faire vite. Mes constantes sont au plus bas, la douleur me paralyse. On emprunte la rue de Grenelle, le boulevard Raspail en direction de l'hôpital Cochin. Les urgences sont en alerte. Je patiente près de trente minutes en fauteuil roulant devant le bureau des entrées. Une infirmière de garde me prend en charge et m'achemine vers un box. Quelques minutes plus tard, une jeune interne me pose un cathéter et prépare sa perfusion. La morphine est douce. Je m'assoupis, amorphe. Pour la première fois, j'ai peur, je flippe. Et si je ne pouvais plus me relever ?

Parce que c'est toi

Cette fois, ça y est, l'élastique a craqué.
Parce que c'est le jeu.
Parce qu'on n'a pas les reins solides.
Parce que c'était le moment.
Parce qu'on ne l'a pas vu venir.
Parce que ça pouvait plus durer.
Parce que Lennie a tiré sur la corde.
Parce que tenir un chien en laisse, c'est contre nature.
Parce qu'on a fait une IRM.
Parce qu'on l'a bien cherché.
Parce qu'on a l'âge du Christ.
Parce qu'on est athée.
Parce qu'on a un PCR négatif.
Parce que l'hôpital est en crise.
Parce que papa a passé un coup de fil.
Parce que sans lui on ne sait toujours pas ce qu'on ferait.
Parce que les urgences sont saturées.
Parce qu'on veut revoir le kiné.
Parce que c'est un mec bien.
Parce que mettre un réveil à six heures c'est épuisant.
Parce qu'on aimerait dormir. Merci de ne pas déranger.

Parce qu'on a la flemme.
Parce que la vitesse est limitée.
Parce qu'on a eu peur.
Parce que l'histoire n'est pas terminée.
Parce qu'on attend la chute.
Parce qu'on ne l'a pas trouvée.
Parce qu'on manque de sommeil.
Parce que l'anorexie.
Parce qu'on aimerait bien être en RTT.
Parce que la salle de sport est fermée.
Parce qu'on a trop fumé.
Parce que ça peut plus durer.
Parce qu'on a des fourmis dans les pieds.
Parce qu'on sait plus où piquer.
Parce qu'on a fait un faux mouvement.
Parce qu'on a joué les prolongations.
Parce que l'ascenseur est en panne.
Parce qu'on est tout seul.
Parce qu'on porte le numéro 456.
Parce que c'est la fin du temps réglementaire.
Parce qu'on n'a plus 20 ans.
Parce qu'entre nous, ça fait un bail.
Parce que c'est remboursé par la Sécu.
Parce qu'on a une bonne mutuelle.
Ticket resto, pass Navigo.
Parce qu'on est en 2022.
Parce que la santé, on n'en a qu'une.
Parce que les anti-inflammatoires sont inefficaces.
Parce que Houellebecq l'a écrit.
Parce qu'on ne peut pas tout prévoir.
Parce qu'on a 20 sur 20 en discopathie.

Parce que c'est la maladie du siècle.
Parce que c'est logique.
Parce que ça rend fou.
Parce que ça arrive.
Parce qu'on n'est pas les seul(e)s.
Parce qu'on a tous un copain ostéo.
Parce que merde, on cotise tous les mois.
Parce que ça passera.
Parce qu'on a pris une perche au Tramadol.
Parce qu'on est Capricorne.
Parce qu'on n'a plus le choix.
Parce qu'on a appelé le 15.
Parce que c'est dimanche.
Parce qu'on est en CDI.
Parce que c'est la loi de Murphy.
Parce qu'on n'a pas su dire non.
Parce qu'on en a parlé quinze fois.
Parce qu'on voit tout en grand.
Parce qu'on est myope.
Parce que faire simple c'est compliqué.
Parce qu'on veut des amis.
Parce que ça n'arrive pas qu'aux autres.
Parce que demain ça ira mieux.
Parce qu'à chaque jour suffit sa peine.
Parce que plus tard, on s'en souviendra.
Parce qu'on a pris un coup de pelle.
Parce qu'allez, arrache le sparadrap !
Parce qu'on oubliera.
Parce que l'interne était sympa.
Parce qu'on a séché les cours.
Parce que le Valium c'est plutôt cool.

Parce que c'est de la pipe.
Parce qu'on n'a pas de monnaie.
Parce que Macron veut nous emmerder.
Parce qu'il faut s'écouter.
Parce qu'on n'a pas d'enfant.
Parce qu'on a avorté.
Parce qu'on a de la peine.
Parce que c'est plus la peine.
Parce que Stromæ en a parlé au JT.
Parce que ça n'a pas de sens.
Parce qu'on est censé opérer.
Parce que ça va passer.
Parce qu'on est parano.
Parce qu'on a un problème d'hormone.
Parce qu'on est en pleine vague Omicron.
Parce qu'on ne sait pas marcher sur l'eau.
Parce que Gaspard Ulliel est mort.
Parce que c'est le monde qui part à vau-l'eau.
Parce que maman, on arrive quand ?
Parce que la rue est à contresens.
Parce qu'on est au pied du mur.
Parce que les digues ont cédé.
Parce que Lancelot est tiraillé.
Parce qu'on cherche encore le Graal.
Parce qu'à force d'y penser...
Parce que rien n'arrive au hasard.
Parce qu'on est en guerre.
Parce qu'il est trop tard.
Parce qu'on a fait un cauchemar.

À bout de souffle

Hôpital Cochin, pavillon Hardy B,
premier étage, chambre 105

Dans les jours qui suivent, je suis hospitalisée. Une aide-soignante passe faire l'inventaire. J'ai mis mon ordinateur sous clé. Entre deux séances de rééducation, je traiterai quelques courriels.

Lors de sa visite, le professeur R. m'a pourtant mise en garde.

— Les cimetières sont remplis de gens indispensables. Il va falloir s'arrêter.

J'obtempère. Cette fois je n'ai plus envie de jouer. Seule dans ma chambre d'hôpital, je suis hébétée, assommée. Je n'ai pas véritablement conscience du traumatisme, de la violence des émotions que je tente de réprimer. La première nuit est éprouvante. Je bataille contre l'insomnie emmaillotée dans les draps jaunes de l'APHP, tourne avec peine les pages d'un ouvrage de socio sous la lumière blafarde du plafonnier. La douleur m'obsède. Vers minuit j'appuie sur le bouton rouge. L'infirmière de nuit accourt.

— Aidez-moi à dormir.

Avant de m'administrer un somnifère, elle prend ma tension. Le tensiomètre affiche 8.6. Je dois m'hydrater. En claquant la porte, je l'entends dire à l'interne de garde :

— La 105, il va falloir la surveiller.

Au bout de quelques secondes, ma tête tombe.

Vers sept heures trente, je suis réveillée par le tohu-bohu du chariot de l'infirmière de jour. Elle me demande d'évaluer l'intensité de la douleur sur une échelle de 1 à 10. Sans réfléchir, j'indique le chiffre le plus élevé.

— Aujourd'hui on va vous infiltrer.

En attendant, je dois me rendre au gymnase, où m'attend une équipe de kinés pour me présenter le programme de rééducation. Je me hisse péniblement sur le matelas, sonne l'infirmière pour m'aider à enfiler mes chaussures et nouer mes lacets, jette un coup d'œil furtif dans le miroir de la salle de bains, enfile un sweat. Je suis hâve.

Quelques minutes plus tard, je fais la connaissance de José, kinésithérapeute dans le service du professeur R. Il me prescrit deux séances de tractions quotidiennes, destinées à étirer ma colonne et à réduire la compression des nerfs. S'ensuivront de rudes exercices de rééducation alliant étirements et renforcement musculaire, en complément de nouvelles infiltrations.

En fin de journée je reçois la visite de Nino. Mon petit frère tente de cacher sa nervosité en programmant le poste de télé.

— Au moins tu pourras regarder BFM.

Je l'observe s'affairer. Ses gestes sont brusques, convulsifs. Je crois qu'il en a marre de veiller sur sa grande sœur malade. Ce n'est pas dans le cours des choses. Une fois de plus, nos rôles sont inversés. Il me suggère d'écouter le nouveau titre de Stromæ. Hier soir, le chanteur belge a interprété *L'Enfer* au JT. « J'suis pas tout[e] seul[e] à être tout[e] seul[e] / Ça fait d'jà ça d'moins dans la tête »... Mon cœur se serre. Et lorsque la psychologue du service vient s'installer à mon chevet, je déballe tout : l'anorexie, Sainte-Anne, Saint-Vincent-de-Paul. Je ne peux refréner mes sanglots à l'évocation de ces longs mois d'isolement. C'est du passé et pourtant ça me revient. Il faut que ça gicle. Alors ça éclabousse. Le souvenir de cet épisode resurgit dans un moment de vulnérabilité inhabituel, presque accidentel. La psychologue m'aide à mettre des mots sur ma douleur, à la dominer grâce aux apports des TCC. Comme pour les troubles alimentaires, les thérapies cognitives et comportementales s'appliquent à la prise en charge de la douleur chronique, pour la dépasser, reformuler les croyances sur la maladie, affronter les situations d'exposition, prévenir les comportements d'évitement. À Cochin comme à Sainte-Anne, je me sens à l'abri, hors de danger, entourée, accompagnée. Contre l'anxiété, le professeur R. m'a prescrit du Valium en complément du Laroxyl. Mon hospitalisation est une invitation à la détente prolongée. On vous assure le gîte, un couvert certes modique, mais un cocktail de benzodiazépines à volonté.

Après la seconde infiltration, je suis rompue. Maman fait irruption dans ma chambre tandis que l'interne se débarrasse de l'aiguille usagée.

— Bonsoir madame, tout s'est très bien passé.

Ma mère se précipite sur mon lit. Je suis étendue à plat ventre, immobilisée. Après une profonde inspiration, je reprends mon souffle.

— Ne bouge pas, mon bébé.

Penchée sur mon dos, maman me serre la main. Je sens ses larmes rouler sur mes joues. Je sens son souffle réchauffer mon cou. Son cœur contre le mien, je pleure d'épuisement, de joie, de soulagement. Je pleure contre elle et je me sens bien. Maman est là. Je n'ai plus besoin de rien.

Crise salutaire

Le matin qui précède ma sortie de l'hôpital, une infirmière entre dans ma chambre pour déposer sur ma table une poignée de gélules vert et rose acidulé.

— Je vous apporte les médicaments contre la dépression, dit-elle d'une voix mate, sans vibration.

Je me redresse aussitôt, scandalisée par ces propos somme toute anodins dans un service d'hospitalisation longue durée. J'ai envie de lui répondre que non, je ne suis pas dépressive, d'ailleurs je ne l'ai jamais été. Je suis plutôt gaie, vive et parfois mutine, bien qu'introvertie. Je suis peu bavarde, réprouve l'exubérance, le tapage, le sensationnalisme, mais j'ai de l'ego, de l'ambition pour ma personne et ne manque pas d'adresse s'il faut se mettre en avant. Ma personnalité est complexe, contrastée. Si je cultive l'ambiguïté depuis l'adolescence, voire une certaine bipolarité, je n'ai jamais souffert d'asthénie.

Seulement, je suis un traitement antidépresseur depuis bientôt deux ans... Je suis d'un naturel anxieux, tourmenté. Mes pensées parfois circulaires me trahissent. J'ai des phases sombres, troublées. Dans ces moments-là, je m'isole et me renferme, n'adresse la parole à personne. Je laisse l'angoisse infiltrer mon corps tout entier. D'abord mes oreilles bourdonnent, des picotements parcourent mes avant-bras, mes tempes se gonflent, ma respiration s'affole. Puis, des nœuds se forment dans mon bas-ventre. Je titube. Terrée dans mon appartement, allongée sur mon canapé, je suis inerte, paralysée par cette angoisse qui fige, vous terre, vous fout en l'air. Sans anesthésiant à ma portée, je ferme les yeux et mets la tête sous mon oreiller. Sans plus de résistance, je farfouille frénétiquement dans l'armoire à pharmacie en quête d'un anxiolytique. Par chance, il me reste une demi-plaquette de Lysanxia. J'avale un comprimé tout entier dans un verre de coca-cola, rejoins le canapé, sur lequel je m'avachis en attendant de trouver le sommeil. La crise va passer.

Quand je décris ces symptômes au docteur V., elle me propose de tester un traitement alternatif à suivre sans interruption, de façon à diminuer la fréquence et l'intensité des crises. Je découvre l'Effexor, psychotrope largement répandu dans le traitement des troubles paniques et anxieux. J'ingère une nouvelle pilule chaque matin dont l'efficacité se diffuse tout au long de la journée. Grâce à mon traitement, je suis capable de mettre à distance mes émotions. Je les anticipe, je les observe et je m'en méfie. Grâce à mon traitement, je peux détecter les angles morts, identifier les points de bascule, prévenir les engueulades, les disputes. Grâce à mon traitement, j'accède à la conscience d'un autre moi, contemplatif, réfléchi. Un moi qui sait dépasser les conflits, envisager des alternatives. Un moi grandi, lucide. Un moi plus aguerri. Sans faire l'apologie des neuroleptiques, je mesure leur apport dans ma vie au quotidien. Avec eux, je gagne du temps, ou du moins j'ai fini d'en perdre, d'en gaspiller. Je ne veux plus tomber dans le piège. Je pèse mes mots comme le poids de mes actions, mesure chacune de leurs implications.

À ma sortie de l'hôpital, lorsque ma mère me raccompagne à la maison, je suis sonnée. Le réfrigérateur est rempli, un nouvel aspirateur sans sac hors de prix trône dans la cuisine, les poubelles sont vidées, la baie vitrée est étincelante. Sur le balcon j'aperçois mon olivier bien exposé ; juste à côté, les feuilles de mon yucca bleuté. Sur la table en fer forgé, maman a déposé un bouquet de tulipes rouges splendides. Le soleil irradie de tous ses rayons. Dans la grande pièce règne une atmosphère paisible, enveloppante. En ouvrant la porte, je suis saisie d'un soubresaut. On a investi mon antre, ma forteresse ! Je me sens dépossédée, comme mise à l'écart. Je retire mon manteau, dénoue mes lacets, enfile un sweat large, me sers un verre d'eau.

La voix de ma mère n'est pas naturelle, elle est à cran, un brin irritée. Je veux reprendre possession de mon territoire et je le lui fais savoir. J'examine, ouvre les placards, range, déplace. Au bout de quelques minutes, ma mère se braque. Dans le vaste studio aux murs blancs baignés de soleil, elle est de trop. Ma mère m'agresse. Je suis ingrate. Elle souhaite avancer son départ.

Je ne dis rien. J'ai besoin d'air. J'enfile mon manteau, agrippe mon chien par le cou et claque la porte. Dehors je boitille ; à chaque pas je m'épuise. J'allume une cigarette, lève le nez en direction du soleil et ferme les yeux. J'expire, laisse mon cerveau s'oxygéner. Dix minutes plus tard, je retrouve ma mère à la maison et me presse contre elle sur le canapé.

— Pardonne-moi. J'étais fébrile. Reste avec moi.

Maman tourne la tête de mon côté, plonge son regard vert dans mes yeux bouffis, cernés.

— Bien sûr, je suis là. Si j'ai été indélicate, excuse-moi.

Ensemble, nous avons dépassé la crise, l'avons évitée. Grâce à mon traitement, mes réflexes sont plus adaptés. Je ne suis ni amorphe ni désabusée, je suis constante et rassurante. Parce que les crises sont épuisantes, parce qu'elles vous rendent triste, parce qu'on a honte, je ne veux plus les vivre. Et si je reste tributaire de mes gélules de venlafaxine, au moins j'ai le contrôle. Enterrée la poupée colérique et désarticulée. Désormais je peux exister sans crise, aucune fatalité.

Marathon

Quand j'étais gosse, je rêvais d'avoir les cheveux lisses, les sourcils épilés et les ongles manucurés. Je rêvais de cols roulés noirs, de talons hauts et de parfum *Shalimar*. Je rêvais d'un intérieur design, d'une table en verre, d'un canapé en cuir et d'un écran plat.

Quand j'étais gosse, je voulais être avocate, ou bien journaliste, et pourquoi pas médecin - maman dit que j'aurais fait un excellent psychiatre. Moi, la gamine timide, je voulais comprendre les hommes, aller à leur rencontre, les raconter, les défendre, les soigner.

Je rêvais d'avoir la vie belle. J'espérais connaître moins de galères que mes parents. Pour notre génération, la voie serait toute tracée. Mes frères et moi glisserions en pente douce sur des pistes bien damées.

Aux yeux des autres, j'ai réussi. Je gagne très bien ma vie, j'ai une famille et mille projets. Je suis grande et mince. J'aime l'art et la littérature. Je voyage et parle plusieurs langues. J'ai du goût, de l'entregent, un peu d'humour et beaucoup d'autodérision. On reconnaît mon expertise, mon savoir-faire. On approuve mon style. Je n'ai pas tellement d'ennemis, j'ai quelques amis. On admire ma constance et ma discipline. On salue mon courage et ma loyauté.

Je ne dirai pas que ma vie est facile. À 14 ans on m'a diagnostiqué une maladie incurable, injuste. Pas de pot, c'est sur moi que c'est tombé. J'avais 14 ans, je n'avais rien demandé. Certes il y a l'argent, celui de mon père, celui que j'ai gagné. Il y a l'amour, l'intelligence, la sensibilité. Je suis née avec quelques atouts. Mais cette chance, cette bonne fortune, je n'ai jamais cessé de la cultiver.

Chaque jour qui passe je bataille, je lutte, je ferraille. Parce que mes failles sont glissantes, elles sont actives ; chaque jour je me débats contre un nouveau séisme. Je dois me tenir debout. Je n'ai pas d'amoureux, pas de filet, aucun plan B. Chaque jour qui passe je peux rester dans mon chemin ou m'en écarter, céder à mes démons ou les éloigner, avaler un Lexo ou affronter mes pensées, finir mon assiette ou la vider dans les W.-C.

J'ai une dette envers moi. Je me dois fidélité, respect, aménité. Fidèle à mes valeurs, je peux avancer ; attentive à mes besoins, je peux marcher ; caressante envers mes faiblesses, je peux aimer.

Certains jours, j'éprouve de la colère. Je me dis que tout cela est injuste. J'en veux à tous ces ringards, ces ploucs, qui sirotent une bière au calme en regardant la mer. Certains jours, je suis fière. La maladie m'a forgée. Certains jours, je suis lasse. J'aimerais lâcher la bride, me laisser porter. Oublier la discipline et déserter. Claquer la porte du cabinet, jeter les capsules d'Effexor, effacer le 06 du kiné, vider les flacons de Laroxyl, démissionner pour tout plaquer. Je me prête à rêver. Lorsque j'éteins la lumière, je ferme les yeux pour toucher terre. Mes pensées sont des chimères.

Au lycée j'ai toujours été douée pour l'endurance. Je n'ai jamais su jouer au hand ni au basketball, je n'ai jamais su nager le crawl ni mettre mon adversaire K.-O. lors des entraînements de tækwondo. Mais j'ai toujours su courir, maîtriser mon souffle, tenir la distance, sans à-coups ni surchauffe.

La course à pied révèle les tempéraments. Quand je cours avec mon père, c'est quelque chose. Ce n'est pas un entraînement, c'est un match, une compétition. Papa part très vite pour ralentir le rythme au bout de quelques kilomètres. Constante, tenace, je le rattrape. Mon père déteste être doublé. Le distancer est un affront. Il me rattrape sur quelques mètres pour ralentir à nouveau. Je l'entends respirer fort. Il est rompu. Avec Vlad, c'est différent. Si mon frère aime s'élancer à pleine balle sur les routes et les sentiers forestiers, il sait qu'à tout moment je peux le devancer. Vlad court par à-coups quand mon allure est régulière et prévisible. Contrairement à papa, il ne cherche pas à me rattraper. Il ne s'épuise pas dans cette lutte stupide et vaine. Il prend son temps. Vlad se connaît. Il est serein. Il sait que lui et moi nous finirons la boucle ensemble.

Chaque jour qui passe je cours contre la maladie.
Le chemin sera long. Attention en traversant.
Chaque jour qui passe je cours pour ma guérison.
Je cours un marathon.

En France, 5 à 10 % des anorexies entraînent une tentative de suicide ou le suicide[10]. Le taux de suicide associé à l'anorexie est le plus important de toutes les maladies psychiatriques.

La Fédération française Anorexie Boulimie (FFAB) regroupe professionnels et aidants accompagnant les patients et leurs proches dans la prise en charge des TCA, du diagnostic au traitement, à chaque étape du parcours de soins.

Une permanence téléphonique se tient à la disposition des malades quatre jours par semaine entre 16 h et 18 h au 0 810 037 037.

---

10. Source : Inserm.

Table des matières

Dépôt légal : octobre 2022

Printed in France by Amazon
Brétigny-sur-Orge, FR

10253666R00144